Evelyne Laye

Die 10 besten Nahrungsergänzungsmittel

Evelyne Laye

Die 10 besten Nahrungsergänzungsmittel

Vorbeugen und heilen mit den Power-Nährstoffen Vitamin D 3, MSM, OPC, Coenzym Q 10, 5-HTP, Alpha-Liponsäure und anderen...

Jadebaum

Umschlagbild: Smileus/Fotolia, Printemps/Fotolia, yurakp/Fotolia, Silvano Rebai/Fotolia, Coprid/Fotolia © 2016

Hinweis

Die in diesem Buch enthaltenen Informationen wurden sorgfältig recherchiert und nach bestem Wissen und Gewissen wiedergegeben. Die Hinweise zu den Heilmitteln und Nahrungsergänzungsmittel ersetzen aber keineswegs die Hilfe und den Rat eines Heilpraktikers oder Arztes. Die Autorin übernimmt aus keinem Rechtsgrund Haftung für unsachgemäße Anwendung, Schäden und Unfälle.

Bibliografische Information der Deutschen Nationalbibliothek

Die Deutsche Nationalbibliothek verzeichnet diese Publikation in der Deutschen Nationalbibliografie; detaillierte bibliografische Daten sind im Internet über http://dnb.dnb.de abrufbar.

ISBN 978-3-9815898-6-3

Laye, Evelyne: Die 10 besten Nahrungsergänzungsmittel. Vorbeugen und heilen mit den Power-Nährstoffen Vitamin D 3, MSM, OPC, Coenzym Q 10, 5-HTP, Alpha-Liponsäure und anderen...

4. Auflage 2021

Untere Mühle 1, 72070 Tübingen-Unterjesingen
Internet: www.laye.org

Umschlaggestaltung, Satz und Layout:
Gregor Julien Straube, Tübingen, lektorat.straube@web.de
Druck: booksfactory, Szczecin

Inhalt

Einführung

Es ist bei den konventionellen Anbaumethoden und der mangelnden Frische unserer Nahrung heute fast nicht mehr möglich, genügend Mineralien und Vitamine mit unserer Nahrung aufzunehmen; so leiden die meisten Menschen an einem mehr oder minder ausgeprägten Nährstoffmangel.
Dies hat allerdings folgenschwere Konsequenzen und kann zu vielerlei Beschwerden und Krankheiten führen, die leicht vermieden werden könnten. Zum Beispiel kann durch eine ausreichende Zufuhr von Antioxidantien das Krebsrisiko um die Hälfte gesenkt werden, oder durch regelmäßige Einnahme von Magnesium können Herz-Kreislauf-Erkrankungen wie Bluthochdruck oder Herzrythmus-Störungen oft erfolgreich vermieden werden.
Es gibt im Grunde niemand, der nicht durch eine zusätzliche Vitalstoff-Zufuhr profitiert. Ich habe mich durch den Dschungel der Nahrungsmittelergänzungen gewühlt und habe – unterstützt durch meine Erfahrungen der letzten Jahre und das Forschen in den dazugehörigen Studien – die besten und vielfältig wirksamsten ausgewählt.
Ich habe diese dritte Auflage neu bearbeitet, um neue Erkenntnisse erweitert und mehr als 20 neue Seiten hinzugefügt. Vor allem habe ich noch Vitamin C, dieses Allround-Vitamin, mit in das Buch hinein genommen.
Es ist unglaublich, wie viele Beschwerden durch sinnvolle Substitution bestimmter Stoffe einfach wie von selbst wegfallen. Mit diesem Buch nehmen Sie Ihr Wohlbefinden und Ihre Gesundheit in die eigene Hand und erfahren alles Wichtige über Dosierung und Anwendung unserer besten Nahrungsergänzungsmittel.

Evelyne Laye — Tübingen im März 2021

Vitamin D3

Vitamin D3-Mangel ist heute die verbreitetste Vitaminmangel-Erkrankung in unseren Breiten. Bis vor kurzem war kaum ein Bewusstsein für Vitamin D3 vorhanden, und bei Niedergeschlagenheit, Müdigkeit und Schwäche, typische Symptome eines Mangels, wurden vorwiegend psychische Störungen angenommen und selten an den Vitamin D3-Spiegel gedacht.

Zum Glück ändert sich die Haltung allmählich. Auch wenn die Krankenkassen noch immer nicht die Bestimmung des Vitamin D3-Wertes übernehmen und man Ärzte in der Regel selbst auf einen möglichen Mangel hinweisen muss, wissen inzwischen viele Menschen um die Bedeutung von Vitamin D3 und fangen an, ihre Gesundheit selbst in die Hand zu nehmen.

Vitamin D3, das auch Cholecalciferol genannt wird und eigentlich die biologisch aktive Form eines Hormons ist, wird für zahlreiche Stoffwechselprozesse gebraucht und beeinflusst 3000 Gene in unserem Körper. Es gibt zahlreiche Krankheiten, bei denen ein Vitamin D3-Mangel mitbeteiligt ist. Ob Autismus und Herzkrankheiten bis hin zu Diabetes, rheumatoider Arthritis oder Krebs, in vielen Studien konnte gezeigt werden, dass eine ausreichende Versorgung mit Vitamin D3 viele Krankheiten – darunter viele chronische – lindern oder gar verhindern kann.

Vitamin D3 wird nur bei Sonneneinstrahlung in der Haut aus Cholesterin hergestellt. Einen Mangel bekommen wir, wenn wir im Sommerhalbjahr zu wenig in die Sonne gehen.

Zum Glück ist die Therapie mit Vitamin D3 einfach, kostengünstig und ohne Risiko. Zudem kann der Vitamin D3-Speicher innerhalb nur weniger Tage wieder aufgefüllt werden. Das führt oft dazu, dass unter hochdosiertem Vitamin D3 Symptome so schnell verschwinden, dass es wie eine Wunderheilung anmutet.

Vitamin D3 bringt die Energie der Sonne in Ihre Zellen

Woher kommt ein Vitamin D3-Mangel?

Wenn wir überlegen, unter welchen Bedingungen sich der menschliche Organismus über viele Jahrtausende entwickelt hat, sehen wir, dass wir uns deutlich von unserer ursprünglichen Lebensweise entfernt haben. Unsere Urahnen waren ständig in Bewegung, sie jagten, sicherten ihre Wohnstätte und sammelten Pflanzen. Viele tausend Jahre später bestellten sie ihren Acker oder hüteten ihr Vieh. Bei diesen Beschäftigungen waren sie in der freien Natur unterwegs und meist von morgens bis abends Licht und Sonne ausgesetzt. Auch wenn sie im Winter wegen Lichtmangel kein Vitamin D3 herstellen konnten, hatten sie doch im Sommer genügend davon gespeichert, dass es über den langen Winter reichte.

Heute sieht das ganz anders aus, denn wir verbringen – auch im Sommer – einen großen Teil unserer Zeit in geschlossenen Räumen. Wir erhalten meist viel zu wenig Sonneneinstrahlung und natürliches Licht. Doch die Bedürfnisse unserer Körper sind über eine sehr lange Zeit evolutionsbiologisch gewachsen und noch immer dieselben wie vor Tausenden von Jahren. Da ist der Volksmangel an Vitamin D3 kein Wunder!

Wenn wir dann hinaus gehen, bringt es meist auch nicht viel, denn wir haben uns in den vergangenen Jahrzehnten angewöhnt, die Sonne als sehr gefährlich zu betrachten. Wir haben die heilsamen Kräfte der Sonne aus den Augen verloren. Experten ermahnen uns regelmäßig im Frühling, uns bei der geringsten Sonneneinstrahlung mit einer Lotion mit hohem Lichtschutzfaktor einzucremen. Diese verhindert allerdings, dass Vitamin D3 in der Haut gebildet wird, da Sonnencreme die UVB-Strahlung blockiert. Und diese ist es, die die Bildung von Vitamin D3 erst anregt.

Allerdings erhalten wir diese UVB-Strahlung in unseren Breiten nur zwischen April und September, wenn die Sonne über 50 Grad über dem Horizont steht. Und wenn es bewölkt ist oder bei starker Luftverschmutzung, wie es in vielen Großstädten der Fall ist, kommt auch im Sommer weit weniger Strahlung bei uns an. Es ist also durchaus möglich, dass man beim Sonnenbaden durch die UVA-Strahlung (die keine Vitamin D3-Bildung bewirkt) gut gebräunt wird, aber trotzdem weiterhin einen Mangel an Vitamin D3 hat.

Um es klar zu stellen: Ungeschützt viel Zeit in der vollen Sonne zu verbringen kann ganz ohne Zweifel schädlich sein. Doch wie bei vielen Dingen geht es hier um das richtige Maß: zu viel Sonne ist ebenso schädlich wie gar keine Sonne. Wir sind insgesamt viel zu wenig der Sonne ausgesetzt, und so hat sie kaum noch eine Chance, die so wichtige Vitamin D3-Bildung in unserer Haut anzuregen. Auch das natürliche Tageslicht ist wichtig für unsere Gesundheit und unser Wohlbefinden, da dadurch wichtige Hormone reguliert werden.

Wer hat einen besonderen Bedarf an Vitamin D3?

Raucher benötigen mehr Vitamin D3 als Nichtraucher. Zudem gibt es ein paar Medikamente wie Antiepileptika, die den Stoffwechsel von Vitamin D3 stören können.

Bei Menschen mit einer Schwermetall-Belastung, wie sie heute immer häufiger vorkommt, kann die Vitamin D3-Aktivierung blockiert sein.

Einen eklatanten Mangel an Vitamin D3 weisen oft dunkelhäutige Menschen aus Afrika oder dem nahen Osten auf, die in unseren Breiten leben. Da sie genetisch auf eine Gegend gepolt sind, in der massiv mehr Sonne scheint als bei uns, bildet ihre Haut generell weniger Vitamin D3. Sie leiden fast alle unter einem starken

Mangel. Auch muslimische Frauen kommen kaum dazu, sich der Sonne auszusetzen.
Wenn Kleinkinder nie auch nur ein paar Minuten ohne Sonnencreme in die Sonne dürfen, haben sie zu wenig Vitamin D3.
Senioren in Alters- und Pflegeheimen haben ebenfalls fast alle einen ausgeprägten Vitamin D3-Mangel, da sie kaum in die Sonne kommen und außerdem im Alter die Bildung von Vitamin D3 vermindert ist. Letztes Jahr fragte ich einmal eine Pflegekraft in einem Heim nach der Vitamin D3-Versorgung. Sie sagte mir, dass einige wenige Menschen Vitamin D3 von ihren Familien bekommen würden, die anderen Bewohner hätten alle einen starken Mangel. Die Versorgung mit Vitamin D3 sei leider nicht in den Heimleistungen enthalten.

Die häufigsten Beschwerden

Die häufigsten Beschwerden bei Vitamin D3-Mangel sind:

- Antriebslosigkeit, Energiemangel, ständige Erschöpfung, Niedergeschlagenheit
- gestörte Nervenfunktion, Schlafstörungen, Rastlosigkeit, innere Unruhe, Konzentrationsstörungen
- Kopfschmerzen, Migraine
- Verkrampfungen der Muskulatur (Wadenkrämpfe), Zucken und Zittern der Muskeln (Lidzucken), Muskelschwäche
- Osteoporose und Schmerzen aufgrund von Erweichung und Deformation der Knochen, Gelenkschmerzen
- Koordinationsstörungen, Unsicherheit beim Gehen
- Kreislauf- und Durchblutungsstörungen, kalte Hände und Füße

Die Funktion der Muskeln ist von einer ausreichenden Calciumzufuhr und Calciumbereitstellung abhängig. Bei einem Vitamin D3-Mangel ist die Calciumversorgung der Muskeln gestört und die Muskelzelle, die Calcium braucht, kann nicht richtig „starten“. Das wird als Erschöpfung und starke Müdigkeit erlebt. Nervenzellen werden wie Muskelzellen gleichfalls durch Calcium aktiviert. Ein Mangel an Calcium durch Vitamin D3-Mangel schränkt die geistigen Fähigkeiten ein. Das führt zu Schlafstörungen, Müdigkeit, Konzentrationsproblemen, Rastlosigkeit, innerer Unruhe und Abnahme der geistigen Leistungsfähigkeit. Natürlich muss man auch auf eine ausreichende Calciumzufuhr achten, doch in der Regel liegt einer Muskelschwäche viel öfter ein Vitamin D3-Mangel als ein Calcium-Mangel zugrunde.

Die Ernährung sollte auch nicht zu säureüberschüssig sein, damit nicht zu viel Calcium wieder über die Nieren ausgeschieden wird. Früchte, Gemüse und Salate sind am besten geeignet, um den Calciumbedarf zu decken; zudem werden sie basisch verstoffwechselt. In Milchprodukten ist zwar ebenfalls viel Calcium enthalten, aber da sie den Körper sauer machen, geht letztendlich mehr verloren, als aufgenommen wurde. Zudem führt Milch zu Osteoporose und wirkt krebsfördernd, wie in dem Buch „China Study“ in ausführlichen Studien dargelegt wurde. Milchprodukte sollten also sehr in Maßen genossen werden.

Auch die Gefäßmuskulatur wird durch einen Vitamin D3-Mangel beeinflusst. Um alle Gefäße liegen kleine Ringmuskeln, die ihre Elastizität gewährleisten. Wenn nun durch Vitamin D3-Mangel dort ebenfalls Calcium fehlt, ist die Aktivität der Ringmuskeln vermindert. Schnelles Aufstehen in der Nacht kann dann zu plötzlichem Schwindel führen, weil Blut in die Beine versackt. Bei starkem Calciummangel kommt es auch tagsüber zu Schwindel und Kreislaufbeschwerden.

Die oft auftretenden Kopfschmerzen sind Symptom einer Gegenreaktion: wenn der Blutdruck vermindert ist, weil die Gefäße sich durch den Calciummangel ausweiten, wird schlagartig Adrenalin frei gesetzt, um die Gefäße zusammenzuziehen und so den Blutdruck zu stützen. Dieses Adrenalin führt allerdings auch zum Zusammenziehen von Gefäßen im Kopf, was sich dann als Kopfschmerz äußert.Auch kalte Hände und Füße erklären sich durch das Verkrampfen der Gefäße, wenn das Adrenalin in das Blut schießt.

Da Vitamin D3 mehr als 3000 Gene in unserem Körper beeinflusst, kann es außer den oben genannten häufigen Symptomen zu weiteren, selteneren Beschwerden kommen. Dr. Raimund von Helden berichtet in seinem lesenswertem Buch „Gesund in sieben Tagen – Erfolge mit der Vitamin-D-Therapie" unter anderem von einer Patientin mit monatelangen Dauerschmerzen am ganzen Körper, von einem Kind mit Appetitlosigkeit, das sich erbrach, wenn es aß, von einer Patientin, die Stimmen hörte, einem Mann mit einer entzündlichen Darmerkrankung, einer Frau mit Tinnitus und von einem Mädchen mit Asthma. Alle diese Symptome lösten sich innerhalb von Tagen bis Wochen mit hochdosiertem Vitamin D3 auf.

Vitamin D3 bringt mehr Energie und bessere Laune

Wahrscheinlich ist ein Vitamin D3-Mangel der häufigste Grund für Müdigkeit, Schwäche und Erschöpfung bis hin zu depressiven Verstimmungen. Bei Depressionen und allgemeinem Energiemangel sollte es generell zu den ersten Maßnahmen gehören, den Vitamin D3-Spiegel zu untersuchen. Mit genügend Vitamin D3 im Körper können alle Zellen in den Muskeln und im Gehirn überhaupt erst richtig funktionieren. Es ist immer wieder erstaunlich, wie Energielosigkeit, mangelnder Antrieb und depressive Verstimmungen sich bei hochdosierter Therapie innerhalb von wenigen Tagen auflösen.

Vitamin D3 für gesunde Knochen und Muskeln

Für gesunde und starke Knochen und Zähne ist Vitamin D3 äußerst wichtig. Es hilft, Kalzium aus der Nahrung aufzunehme, bringt vermehrt Mineralien in die Knochen und hemmt den Knochenabbau. Bei einem starken Mangel an Vitamin D3 kann es zu verschiedensten Schmerzen und Beschwerden an Knochen, Gelenken, auch oft am Rücken, kommen, bis dahingehend, dass die Knochen weich werden und sich verformen.
Auch für starke Muskeln ist Vitamin D3 wichtig, da es das Muskelwachstum stimuliert.

Vitamin D3 hilft bei Asthma

Bei Asthma sollte man grundsätzlich immer den Vitamin D3-Spiegel untersuchen. Im englischsprachigen Raum ist viel bekannter als bei uns, dass Vitamin D3 eine sehr gute Therapie bei Asthma darstellt, was unter anderem an der entzündungshemmenden Wirkung liegen dürfte. Eine Freundin von mir, die oft in Asien überwinterte und dort viel der Sonne ausgesetzt war, wunderte sich schon, warum sich ihr Asthma dort immer massiv besserte. Seitdem sie Vitamin D3 einnimmt, geht es ihr in Deutschland genauso gut wie im fernen Osten.

Vitamin D3 für ein gutes Immunsystem

Vitamin D3 ist sehr wichtig für ein funktionierendes Immunsystem. Menschen mit wenig Vitamin D3 haben meist im Spätwinter und Frühjahr mit Infekten zu kämpfen, wenn der Spiegel ganz in den Keller gesunken ist. Vitamin D3 hilft, weiße Blutkörperchen bei Infektionen zu aktivieren. Bei verschiedenen Autoimmunkrankheiten wie Morbus Crohn oder Multiple Sklerose wurde auch ein Zusammenhang zwischen der Krankheit und dem Mangel an Vitamin D3 gefunden. Vitamin D3 ist die beste Vorsorge-Maßnahme auch bei Corona.

Vitamin D3 hilft Krebs verhindern

Dr. Garland, ein Professor für präventive Medizin in der San Diego School of Medicine, und seinen Kollegen nach könnten 600.000 Fälle von Brust- und Dickdarmkrebs in der Welt verhindert werden, wenn man den Vitamin D3-Spiegel normalisieren würde. Dies wurde in 200 Studien an Menschen und in mehr als 2500 Laborstudien bewiesen.

In einer Studie des Vitamin D-Forschers Dr. William Grant z.B. konnte gezeigt werden, dass ca. 30 % aller Todesfälle durch Krebs mit genügender Vitamin D3-Zufuhr vermieden werden könnten.

In einer großen placebokontrollierten Studie über Vitamin D3 und Krebs stieg dieser Wert sogar auf 60 %. Diese Studie bewog die Canadian Cancer Society, Vitamin D3 vorbeugend zu empfehlen.

Das sind sehr beeindruckende Ergebnisse, die die Bedeutung von Vitamin D3 deutlich zeigen.

Ein Vitamin D3-Mangel ist leicht zu beheben

Wie Sie an der Auflistung der Symptome gesehen haben, kommt eine genügende Vitamin-D3-Zufuhr Ihrem gesamten physischen und seelischen Befinden zugute.

Wenn Sie also den Verdacht haben, einen Mangel zu haben, zögern Sie nicht, Ihren Arzt zu bitten, Ihnen Blut abzunehmen und Ihren Vitamin D3-Spiegel zu bestimmen. Sie müssen selbst aktiv werden, denn die meisten Ärzte kommen nicht auf diese Idee, selbst wenn Sie Depressionen oder Muskelzucken oder andere typische Symptome haben sollten. Vitamin D3 selbst ist kein Thema im Medizinstudium und Pharmafirmen haben kein Interesse an dem billigen Stoff, an dem sie nichts verdienen können und der die Menschen auch noch so schnell gesund macht. So sind Ärzte immer noch erschreckend wenig informiert.

Bei dem Test wird der Vitamin-D3-Spiegel (25-Hydroxy-Cholecalciferol) bestimmt. Der Test selbst ist relativ genau und kostet ca. 30 Euro.
Wenn ein Mangel festgestellt wird, wird der Test oft, aber nicht immer, von der Kasse übernommen. Und meist wird dann auch das Vitamin D3-Präparat bezahlt.
Noch vor wenigen Jahren gab es in Deutschland nur das Präparat Dekristol, das genügend hoch dosiert war. Doch inzwischen schenken immer mehr Menschen dem Vitamin D3 die nötige Beachtung und es sind im Internet zahlreiche Präparate erhältlich. Es gibt keinen Grund, in die Apotheke zu gehen, meist ist das Vit. D3 sowieso zu niedrig dosiert und im Verhältnis zu teuer.
Ich bestelle mein Vitamin D3 hochdosiert zu 20.000 oder 50.000 Einheiten in Holland bei der Firma WLS Products. Natürlich sind auch niedrigere Dosierungen erhältlich und in der Regel sind die Kapseln mit dem Vit. D3 schon mit Vit. K2 versetzt.
Falls Sie keine Lust haben, zum Arzt zu gehen, gibt es inzwischen auch bei verschiedenen Anbietern im Internet Selbsttests zu kaufen, mit denen man sich selbst zwei drei Tröpfchen Blut abnimmt und es dann einschickt. Die Auswertung mit Einschätzung kommt dann zwei Tage später mit der Post.
Da sich herausgestellt hat, dass ein Test fast immer die Vermutung bestätigt, dass ein Vitamin-D3-Mangel vorliegt, können Sie – falls Sie nicht zum Arzt gehen wollen – den Test auch bleiben lassen und gleich damit beginnen, Vitamin D3 einzunehmen. Die Vitamin D3-Substitution ist sehr sicher und eine Überdosierung unwahrscheinlich. Jedoch sollten Sie sich dafür ein hochdosiertes Vitamin-D3-Präparat besorgen.
Es lohnt sich meist nicht, in Drogerien nach Vit. D3 zu schauen, da die enthaltene Dosis viel zu gering ist. Mit den üblichen Empfehlungen der Gesundheitsbehörden kommt man nicht aus dem-Vitamin D3-Mangel raus. Grundsätzlich sind die Empfehlungen

der Behörden zu Nahrungsergänzungsmittel völlig veraltet – in der Regel viel zu niedrig – und müssten dringend den neuen Erkenntnissen der letzten Jahre angepasst werden.

Der Vitamin-D3-Spiegel

Ein normaler Vitamin-D3-Wert sollte zwischen 50 und 70 ng/ml liegen. Aber auch ein Wert von 100 ng/ml ist völlig unbedenklich. Bei sehr vielen Menschen liegt der Vitamin-D3-Wert im Blut sogar unterhalb der bestimmbaren Grenze von 7 ng/ml. Ungefähr 16 bis 18 ng/ml ist der niedrige Durchschnitt in Deutschland. Wenn Sie also bei Ihrem Test unter 50 ng/ml liegen sollten, wird Ihnen die Einnahme von Vitamin D3 gesundheitlich einen großen Vorteil bringen.

Ein Vitamin-D3-Spiegel bis zum Wert von 150 ng/ml ist unbedenklich und erst bei Werten über 300 ng/ml wird von schweren Vergiftungen berichtet. Wenn der Wert höher sein sollte, können Störungen durch zu hohe Calciumwerte auftreten (übermäßiges Durstgefühl, Verwirrung, Erschöpfung), was sich aber schnell wieder gibt, wenn der Vitamin D3-Wert wieder sinkt. Durch tägliches Sonnenbaden können so hohe Werte nicht erreicht werden. Da pendelt sich der Wert bei ungefähr 80 bis 90 ng/ml ein.

Wenn Sie einen Wert von 25 oder 30 haben sollten und Ihr Arzt Ihnen sagt, dass das okay ist, hören Sie bitte nicht darauf. Sie sind zwar über dem Mittelmaß, aber noch weit von dem idealen Werten entfernt. Ein optimaler Vitamin D3-Wert gehört zu den besten Präventionsmaßnahmen in Ihrem Leben.

Wenn Sie den Test nicht machen möchten, können Sie sich folgende Fragen stellen: Meide ich die Sonne? Wie oft gehe ich baden? Benutze ich Sonnenschutzmittel? Ist meine Haut blass?

Wenn Sie wenig in die Sonne gehen und mehrere der vorher genannten Beschwerden aufweisen, haben Sie ziemlich sicher einen Vitamin D3-Mangel und können ohne Probleme ebenfalls

Vitamin D3 zu sich nehmen. Sie müssten, um mit dem Vitamin D3-Spiegel in einen problematischen Bereich zu kommen, so unglaublich viel Vitamin D3 zu sich nehmen, dass es sehr unwahrscheinlich ist, sich einer Gefahr auszusetzen.
Auf der Seite von Dr. Helden www.vitamindelta.de gibt es auch einen ausführlichen Selbsttest mit vielen Fragen, mit dem man seinen Vitamin D3-Wert ziemlich genau schätzen lassen kann.

Die empfohlene Dosis zu Beginn

Sie können Ihre benötigte Dosis an Vitamin D3 selbst gut ausrechnen. Um den Spiegel um 1 ng/ml zu heben, brauchen Sie bei einem Gewicht von 70 kg 10.000 Einheiten Vitamin D3. Nehmen wir einmal an, Sie haben einen Spiegel von 10 ng/ml und möchten auf 50 ng/ml kommen. Dann müssen Sie 40 mal 10.000 Einheiten zuführen, das sind 400.000 Einheiten Vitamin D3. Damit ist ihr Spiegel am Minimum des empfohlenen Vitamin-D3-Spiegels. Wenn Sie auf 60 ng/ml kommen möchten, nehmen Sie 500.000 Einheiten zu sich. Wenn Sie weniger oder mehr wiegen sollten, müssen Sie die Dosis natürlich proportional anpassen.
Das sind natürlich ungefähre Werte. Mit ungefähr 10 % Abweichung kann man mit dieser Formel gut arbeiten.
Dr. Helden empfiehlt in seinem Buch, die Aufsättigung mit Vitamin D3 in nur wenigen Tagen vorzunehmen. Tatsächlich gibt es aber, wenn man in nur drei oder fünf Tagen so viel Vitamin D3 zu sich nimmt, bei 4 bis 5 % aller Menschen Nebenwirkungen. Diese sind nicht schlimm, da es sich vor allem um Kopfdruck, Müdigkeit und Verdauungsbeschwerden handelt, die nach wenigen Stunden oder Tagen auch wieder vergehen. Man kann diese Nebenwirkungen allerdings noch weiter minimieren, indem man die Anfangstherapie noch ein klein wenig streckt, Beispielsweise von einer Woche stark hochdosiert zu zwei Wochen etwas weniger hochdosiert.

Für die Anfangsdosierung empfehle ich Ihnen, die benötigten Einheiten innerhalb von zehn Tagen bis zwei Wochen einzunehmen. In dem Fall von den 500.000 Einheiten zum Beispiel könnten Sie jeden Tag 50.000 Einheiten zu sich nehmen.
Seien Sie nicht überrascht, wenn sich sofort Beschwerden bessern Sie sich generell wohler fühlen und bessere Laune haben!

Die Dauertherapie

Im Monat verliert der Körper ungefähr 15 bis 25 % des Vitamin D3-Depots. Wenn man also 80 kg wiegt, braucht man mindestens 25.000 Einheiten pro Woche, um den Vitamin-D3-Spiegel auf dem Wert von 50 ng/ml zu halten. Eine Naturheilärztin für schwere Krankheiten sagte mir kürzlich sogar, dass jeder Patient in ihrer Praxis am Tag 5000 bis 7000 Einheiten Vitamin D3 erhalte.
Wenn Sie 100 kg wiegen, brauchen Sie mindestens 31.000 Einheiten in der Woche. Wenn Sie Raucher sind, Stress haben oder an entzündlichen Darmerkrankungen leiden, sogar noch mehr. Auch stillende Mütter brauchen mehr Vitamin D3.
Bedenken Sie, dass der Wert von 50 ng/ml am unteren Bereich liegt und Werte von 60 oder 70 ng/ml Sie besser vor Krebserkrankungen, Osteoporose und weiteren Erkrankungen schützen. Naturvölker oder Menschen, die jeden Tag lange in der Sonne sind, haben meist Werte von ungefähr 80 bis 90 ng/ml.
Einem Bekannten von mir wurde von seiner Ärztin 2000 Einheiten Vitamin D3 am Tag verschrieben und sie wunderte sich, dass der Wert nach Monaten nur bei 17 ng/ml lag, trotz gelegentlichem Sonnenbaden. Bei diesem Wert fühlt man sich nicht optimal in seiner Haut. Es ist tatsächlich immens wichtig, dass Sie wirklich genügend Vitamin D3 zu sich nehmen!

Trotzdem sollten Sie nicht übertreiben. Wenn Sie über Monate hinaus jeden Tag 50.000 Einheiten einnehmen, wie es schon propagiert wurde, führt das zu einer Überdosierung mit Hyperkalzämie. Ich nehme selbst ungefähr einmal die Woche eine Dosis von 50.000 Einheiten. Im Gegensatz zu wasserlöslichen Vitaminen wie z.B. den Vitaminen C und B, die man täglich einnehmen sollte, damit sie im Körper wirken, gehört Vitamin D3 zusammen mit den Vitaminen A, E und K zu den fettlöslichen Vitaminen, die im Körper gespeichert werden. Das ist ein Vorteil, denn Sie müssen Vitamin D3 nicht täglich einnehmen. Von einem gefüllten Speicher können Sie lange zehren.

Nehmen Sie Vitamin D3 immer mit etwas Fett zusammen ein, da es ansonsten nicht gut aufgenommen wird.

Wenn Sie eine Weile Vitamin D3 eingenommen haben, können Sie Ihren Vitamin D3-Spiegel nochmal untersuchen lassen, um zu prüfen, ob Sie wirklich die Werte erreicht haben, die Sie anstreben. Es gibt individuell unterschiedliche Faktoren, die beeinflussen, wie viel Vitamin D3 man aufnimmt und auch wieder verliert. Manche Menschen nehmen schlechter Vitamin D3 auf, andere verwerten es ausgezeichnet. Eine Kontrolle stellt sicher, dass Sie wirklich genug Vitamin D3 im Körper haben.

Sonnenbaden

Natürlich ist auch Sonnenbaden ein sehr guter Weg, um den Vitamin D3-Spiegel anzuheben, und vielleicht sogar der Beste. Fangen Sie langsam an, morgens oder abends in die Sonne zu gehen. Erst nur wenige Minuten, dann etwas länger. Nach einer Woche können Sie dann die Mittagssonne nutzen, bei der am meisten Vitamin D3 gebildet wird.

Am besten ist es, der Sonne möglichst viel Haut darzubieten. Nur das Gesicht und die Unterarme zu sonnen reicht nicht für eine ausreichende Vitamin D3-Bildung aus. Sich jede Woche drei bis

vier mal 15 bis 20 Minuten in die Mittagssonne zu legen genügt meist, um im Sommer die Vitamin D3-Speicher gut aufzufüllen. Wenn Ihre Haut immer mehr gebräunt ist, können Sie auch länger ohne Schaden in der Sonne bleiben. An einem Tag mit intensivem Sonnenbaden bilden Sie ungefähr 20.000 Einheiten Vitamin D3. Die Abendsonne alleine ist nicht geeignet, die Sonneneinstrahlung ist dafür zu schwach!
Wenn man also dem Sonnenbaden nicht abgeneigt ist, kann man im Sommer auf die Vitamin D3-Substitution verzichten. Im Herbst sinkt der Vitamin D3-Spiegel wieder kontinuierlich und Sie sollten dann wieder auf Vitamin D3-Präparate zurück greifen. Übrigens können Sie durch das Sonnenbaden niemals zu viel Vitamin D3 bilden; ab einem hohen Wert bildet Ihre Haut automatisch weniger Vitamin D3.

Die Bedeutung von Calcium, Vitamin K2 und Magnesium

Über Calcium, das sehr wichtig für die Vitamin-D3-Versorgung ist, haben wir schon gesprochen. Bei normaler Ernährung weisen Menschen in der Regel keinen Mangel auf. Wenn Sie Sorge haben, dass Sie zu wenig Calcium zu sich nehmen, können Sie es auch zusätzlich in Tablettenform zu sich nehmen. Wenn Sie ansonsten jeden Tag Gemüse und Obst zu sich nehmen, ist dies in der Regel unnötig.

Ganz anders sieht es hier mit Magnesium aus. Durch die Vitamin D3-Therapie verbraucht der Körper mehr Magnesium. Das ist besonders kritisch, da die meisten Menschen sowieso schon einen bedeutenden Magnesium-Mangel haben. Wenn Sie Vitamin D3 zuführen, ist es unbedingt nötig, dass Sie auch Ihre Magnesiumspeicher wieder auffüllen. Wie Sie das machen und was bei Magnesium zu beachten ist, führe ich in diesem Buch weiter hinten ausführlich aus.

Ein weiterer Stoff, der gerne vergessen wird, aber sehr wichtig ist, ist das eher unbekannte Vitamin K2. Vitamin K2 wird im Darm von Bakterien produziert. Da viele Menschen eine ungesunde Darmflora und Darmprobleme haben, ist diese Synthese oft gestört. Daher haben viele Menschen einen Vitamin K2-Mangel. Vitamin K1-Mangel hingegen ist relativ selten.

Vitamin D3 steuert die Calciumaufnahme und die Synthese mehrerer wichtiger Proteine. Dabei ist es zwingend auf Vitamin K2 angewiesen, da es bewirkt, dass das aufgenommene Calcium gut verwertet wird und außerdem dafür sorgt, dass wichtige Proteine aktiviert werden. Ohne Vitamin K2 bleiben diese Proteine inaktiv und lagern sich als schädliche Verkalkungen im Körper ab. Diese schädigen mit der Zeit Gefäße und Organe und Nierensteine, Arteriosklerose und vielerlei Krankheiten bis hin zum Herzinfarkt können die verheerende Folge sein.

Bei steigendem Vitamin D3-Spiegel kommt es zu einem zusätzlichen Vitamin K2-Mangel, da viel Vitamin K2 bei der Aktivierung benötigt wird und dann nicht mehr für andere Prozesse im Körper zur Verfügung steht.

Es ist also absolut notwendig, zusätzlich zu Vitamin D3 auch Vitamin K2 einzunehmen. Die bei weitem beste Form ist hier das Vitamin K2 MK7, da dieses die höchste Halbwertzeit hat und sich so ein genügend hoher Wert im Blut bildet. Vitamin K2 MK7 wird aus dem japanischen Natto gewonnen und ist etwas teurer als andere Formen von K2. Aber es ist auch vielfach wirksamer. Vitamin K2 MK4 zum Beispiel hat nur eine Halbwertzeit von einer Stunde im Körper. Vitamin K2 MK7 besitzt eine Halbwertzeit von 72 Stunden.

Ernährungsexperten empfehlen deswegen, nur diese Form einzunehmen. Täglich werden 120 bis 200 Mikrogramm Vitamin K2 empfohlen, damit es seine Wirkung entfaltet.
In unserer normalen Ernährung findet sich nur wenig Vitamin K2. Am allermeisten ist in Natto (fermentierte Sojabohnen) enthalten. Weitere Lebensmittel mit Vitamin K2: Innereien, Fleisch, Eidotter und bestimmten Käsesorten wie der Schweizer Emmentaler.

Erfahrungsberichte

Müdigkeit und Erschöpfung nach wenigen Tagen einfach weg!

„Als ich das Vitamin D3 ein paar Tage eingenommen hatte, hatte ich das Gefühl, in mir geht ein Licht auf... Ich hatte so ein Verlangen nach dem Vit. D3, fast als wäre ich süchtig... Dies verschwand aber dann nach ungefähr einer Woche, als ich wieder im Normbereich war.
Grund der Einnahme war: Müdigkeit, Erschöpfung, depressive Verstimmung, Augenringe, Schlafstörungen. All die Symptome erfuhren deutliche Besserung, als mein Spiegel wieder in Ordnung war... Mich sprachen sogar Bekannte an, was ich gemacht hätte, weil ich frischer aussah und meine Augenringe viel besser wurden.“

Margit, 42 Jahre

Depressionen und Rückenschmerzen vergehen

„In den letzten 15 Jahren habe ich eine wahre Odyssee an Leiden hinter mich gebracht. Ich wurde immer müder und schlapper und hatte zunehmend Konzentrationsprobleme. Zusätzlich noch jahrelange Rückenschmerzen, die manchmal so stark waren, dass ich nicht mehr arbeiten gehen konnte. Das Schlimmste waren allerdings die Depressionen, gepaart mit innerer Unruhe und Schlafstörungen. Zum Schluss konnte ich kaum mehr ins Büro, aber nicht wegen des Rückens, sondern weil ich mich wie eine Hundertjährige fühlte. Ich bekam es vor lauter Antriebslosigkeit kaum hin, meine Wohnung zu saugen und einzukaufen. Mit der Vitamin D-Therapie ist das alles Schnee von gestern. Es ist unglaublich. Nach wenigen Tagen hochdosiertem Vitamin D wurde meine Stimmung besser, meine Nervosität und Antriebslosigkeit verschwanden, nach einigen Wochen auch die Rückenschmerzen, und nach einem Jahr kann ich sagen, dass sogar mein Heuschnupfen besser geworden ist. Es ist unglaublich, so gut habe ich mich in den letzten 20 Jahren nicht mehr gefühlt. Meiner Meinung nach müsste jeder Hausarzt und Internist den Vitamin-D-Spiegel testen."

Sarah, 55 Jahre

Bessere Stimmung und keine Gelenkschmerzen mehr

Gerold, 40 Jahre alt, vertrug Sonnenlicht nicht, kleidete sich auch im Hochsommer stets mit langen Hemden und Hosen und vermied Sonneneinstrahlung grundsätzlich. Durch eine Freundin wurde er auf das Thema Vitamin D3-Mangel aufmerksam. Er nahm Vitamin D3 eine Woche hochdosiert zu sich und sagte daraufhin, dass er sich weniger schwach und antriebslos fühlen würde und seine generelle Stimmung gestiegen sei. Mehrere Monate später berichtete er, nur noch selten an starken Kopfschmerzen zu leiden und keine Gelenkschmerzen mehr zu haben. Seine Sonnenaversion löste sich langsam. Er hat das deutliche Gefühl, dass Vitamin D3 ihm rundum gut tut und möchte darauf nicht mehr verzichten.

Migräne, Fußpilz und Ekzeme verschwinden

„Nachdem wir vor mehr als einem Jahr unseren Vitamin D-Spiegel auf einen guten Normwert von 69 ng/ml beziehungsweise 58 ng/ml bei meiner Frau (gemessen vor sechs Monaten) gebracht hatten, stellten wir folgende Veränderungen fest:

Bei mir:

- meine Migräne mit Aura, die ich ungefähr alle zwei Monate hatte und währenddessen ich fast komplett blind war, hat sich zwei Monate nach der Einnahme endgültig verabschiedet (Ärzte und Heilpraktiker konnten mir dabei nicht helfen)
- erholsamerer Schlaf; ich stehe auch deutlich besser morgens auf
- insgesamt eine stark verbesserte Stimmung,
- einmal nur eine kurze Erkältung von ca. zwei Tagen (was ich noch nie hatte! Wenn ich eine Erkältung bekam, dann dauerte es mindestens 10 Tage, bis ich wieder fit war)
- mein Fußpilz ging innerhalb von drei Wochen einfach weg

Bei meiner Frau:

- allgemein subjektiv gesteigertes Wohlbefinden
- Ekzeme, die sie seit Jahren hatte, sind gleich zu Beginn innerhalb kürzester Zeit verschwunden
- keine Erkältungen oder sonstigen Krankheiten mehr seit rund einem Jahr
- erholsamerer Schlaf

Es ist mir wirklich ein Rätsel, warum eine so effektive und kostengünstige Therapie nicht routinemäßig angewandt wird. Wir empfehlen das Vitamin D jetzt all unseren Freunden und bekommen nur gute Rückmeldungen. Sie sind ebenfalls begeistert."

Laurenz, 47 Jahre

Polyarthritis und Asthma bessern sich massiv

„Drei Jahre litt ich an chronischer Polyarthritis. Nachdem mein Rheumatologe feststellte, dass mein Vitamin D3-Spiegel viel zu niedrig ist, begann ich, Vitamin D hochdosiert zu nehmen. Die ersten Tage brachte schon einen Fortschritt: ich war munterer und fitter, meine Antriebsschwäche und depressiven Verstimmungen waren weg. Nach nochmal zwei Wochen kein Kopfweh mehr, keine Schulterschmerzen und Wadenkrämpfe mehr. Nach nochmal einem Monat: mein Asthma ist komplett weg. Jetzt nach mehreren Monaten hat sich auch die chronische Polyarthritis zurück gebildet, ich brauche kein Medikament mehr. Ich fühle mich so gut wie schon lange nicht! Ich empfehle Vitamin D allen, die mir über den Weg laufen!"

Kirsten, 51 Jahre

Rheumatoide Arthritis wird schnell besser

Maria nahm nach ärztlicher Empfehlung 2000 Einheiten Vitamin D täglich. Nach einigen Monaten ließ sie ihren Vit D – Wert messen. Er lag bei ca 20, also nicht dramatisch zu wenig, aber doch nicht ausreichend. Danach nahm sie zwei Wochen lang jeden Tag 20.000 Einheiten und berichtete, dass ihre leichte rheumatoide Arthritis nach wenigen Tagen verschwunden sei.

Magnesium

An Magnesium besteht ebenfalls ein weit verbreiteter Mangel, und wie ein Vitamin D-Mangel kann auch dies weit reichende Auswirkungen auf Körper und Psyche haben.
Magnesium ist das wichtigste Mineral für Menschen, Tiere und Pflanzen und an mehreren Hundert verschiedenen Stoffwechsel-Vorgängen im Körper beteiligt. Ohne Magnesium läuft sozusagen gar nichts!
Es ist lebenswichtig für die Verdauung, die Atmung, das Skelett, für den Stoffwechsel, die Energiegewinnung, die Fortpflanzungsorgane und für die Kontrolle von Cholesterin und Blutzucker. Die Magnesium-Phosphat-Komplexe werden für den Fett-, Eiweiß- und Kohlehydratstoffwechsel gebraucht. Magnesium ist auch immens wichtig für die Funktion von Nerven, Muskeln und Gefäße. Es gibt fast keine Krankheit, die nicht von einer zusätzlichen Magnesium-Zufuhr profitiert, und ein deutlicher Magnesium-Mangel führt langfristig zu einer geringeren Lebenserwartung.

Magnesium wird also täglich für die verschiedensten Stoffwechselprozesse benötigt. Wir sind auf konstante Zufuhr über die Nahrung angewiesen, sonst wird das in den Knochen gebundene Magnesium für den Verbrauch herangezogen, was ebenfalls zu Beschwerden führen kann. Unser Körper hat leider keine ausgeprägte Fähigkeit, Magnesium zu speichern, was zeigt, dass es im Laufe unserer menschlichen Entwicklung wohl immer genug Magnesium gab. Das Gute im Gegenzug ist, dass es kaum möglich ist, Magnesium überzudosieren, da ein Zuviel gleich wieder ohne Probleme ausgeschieden wird.

Warum haben wir einen Magnesium-Mangel?

Ausgelaugte Böden

Die meisten Menschen, ungefähr 60 bis 70 %, bekommen nicht genug Magnesium. Unter anderem liegt das an unseren modernen Anbaumethoden mit den vielen Ernten, die unsere Böden auslaugen. Dabei wird dem Boden mehr Magnesium entzogen, als natürlicherweise durch die Verwitterung des Gesteins wieder frei gesetzt wird. Auch Dünger kann das meist nicht adäquat ersetzen, da in der Landwirtschaft meist Stickstoff-, Kalium- und Phosphorverbindungen eingesetzt werden. Wenn man aber zu viel Kalium einsetzt, wird von den Pflanzen massiv weniger Magnesium aufgenommen.

An einer Tabelle des Lebensmittelministerium Bayerns kann man das beispielhaft sehr gut erkennen. Vom Jahre 1954 bis zum Jahre 2003 sank der Magnesiumgehalt in Tomaten um 88 %, und man kann die Vermutung aufstellen, dass sich dieser Wert bis heute nicht verbessert hat. Übrigens: nicht nur das Magnesium, auch Vitamine und andere wichtige Mineralstoffe sanken um 70 bis 90 %. Um die biologische Landwirtschaft ist es wahrscheinlich etwas besser bestellt, aber nicht ausreichend, um unseren Magnesiumbedarf zu decken.

Moderne Ernährung

Ein weiterer Grund liegt in unserer modernen Ernährung begründet. Wir essen mehr Milchprodukte, leere Kohlenhydrate und denaturierte Lebensmittel und weniger Nahrung mit einem hohen Magnesiumgehalt. Zudem führen Alkohol und phosphathaltige Cola-Getränke zu einer starken Ausscheidung von Magnesium über die Nieren. Auch der Genuss von viel schwarzem Tee behindert die Aufnahme von Magnesium.

Wenn wir viel Eiweiß und Fett essen, wird auch weniger Magnesium resorbiert. Auch entzündliche Erkrankungen, Verdauungsprobleme oder Hefepilze im Darm können die Resorption von Magnesium sehr beeinträchtigen. Selbst wenn man dann genügend Magnesium mit der Nahrung aufnimmt, kommt es doch nicht in den Zellen an.
Viel Magnesium wird auch dafür verwendet, um den Säure-Basen-Haushalt im Gleichgewicht zu halten. Durch die chronische Übersäuerung, die bei den meisten Menschen auftritt, wird sehr viel Magnesium verbraucht.

Stress

Stress führt zu einem deutlich erhöhten Bedarf an Magnesium. Damit sich die durch die Stresshormone angespannten Gefäße und Muskeln wieder entspannen können, ist genügend Magnesium im Körper nötig. Magnesium reduziert die Stresshormone und hilft, wieder ins emotionale Gleichgewicht zu kommen.

Chronische Krankheiten

Bei vielen chronischen Krankheiten ist der Bedarf an Magnesium erhöht, wie z.B. bei Nierenleiden oder Diabetes. Zudem gibt es viele Medikamente, für deren Abbau man viele Mineralien, eben auch Magnesium, benötigt. Zu ihnen gehören blutdrucksenkende Mittel sowie Diuretika, Asthmamittel, Mittel gegen Magensäure, Cortison, Antibiotika und die Antibabypille. Damit haben schon die Hälfte der Menschen einen höheren Magnesium-Bedarf.

Sport, Schwangerschaft, Stillzeit, Alter

Beim Sport kommt es durch die hohe Muskelaktivität und das Schwitzen zu einem erhöhten Bedarf an Magnesium. In der Schwangerschaft und Stillzeit braucht der Körper für diese Hochleistung mehr Magnesium. Auch im Alter besteht ein erhöhter Bedarf. Und da man weniger Nahrung zu sich nimmt, kann es dann besonders schwierig sein, genügend Nährstoffe aufzunehmen.

Mit Magnesium zu mehr Lebensqualität

Viele Ärzte unterschätzen immer noch die Bedeutung von Magnesium für das Wohlergehen. Das liegt auch an der medizinischen Ausbildung, in der man von Magnesium nur im Rahmen von Biochemie etwas zu hören bekommt. Die Pharmakonzerne haben sowieso kein Interesse daran, einen Stoff bekannter zu machen, mit dem sie kein Geld verdienen können, weil sie es nicht patentieren lassen können. Zudem sind die Studien, die die Bedeutung von Magnesium für den Körper zeigen, eher neueren Datums (das heißt, unsere Hausärzte wissen einfach zu wenig Bescheid) und ein Magnesium-Mangel schwer zu diagnostizieren.
Wenn zu wenig Magnesium zugeführt wird, nimmt sich der Körper Magnesium aus den Knochen und in geringerem Maße aus der Leber. So hat die Bestimmung des Magnesiums aus dem Blutserum nur eine eingeschränkte Aussagekraft.

Fragebogen zu einem möglichen Magnesium-Mangel

Einfacher und sicherer als mit einem Bluttest können Sie einen Magnesium-Mangel feststellen, wenn Sie sich selbst einige Fragen beantworten. Wenn Sie mehrere Fragen mit ja beantworten können, haben Sie mit großer Wahrscheinlichkeit einen Magnesium-Mangel.

- Haben Sie Muskelverspannungen, auch an den Schultern?
- Leiden Sie an nächtlichen Wadenkrämpfen?
- Trinken Sie oft Alkohol oder rauchen Sie?

- Trinken Sie viel schwarzen Tee?
- Sind Sie oft gestresst und abgespannt und neigen zu Grübeleien und Ängsten?
- Sind Sie oft unverhältnismäßig müde und erschöpft?
- Sind Sie reizbar und nervös?
- Leiden Sie an Schlafstörungen?
- Zucken Ihnen manchmal die Augenlider oder andere Muskeln?
- Leiden Sie stark an PMS oder an Krämpfen während der Periode?
- Haben Sie öfter Migräne?
- Haben Sie manchmal Herzklopfen oder Herzrasen oder leiden an Bluthochdruck?
- Spüren Sie manchmal ein Kribbeln oder Taubheitsgefühle in Armen und Beinen?
- Nehmen Sie dauerhaft Medikamente zu sich, vor allem Blutdrucksenker, Antibiotika, Asthmamittel, Cortison und die Antibabypille?
- Leiden Sie an Arthrose oder Arterienverkalkung?

Dass nächtliche Wadenkrämpfe von einem Magnesium-Mangel kommen können, davon haben viele Menschen schon etwas gehört. Aber wie Sie bei dieser Aufzählung sehen können, sind die Symptome eines Mangels sehr breit gefächert und beeinflussen Körper und Psyche grundlegend.
Mehrere Monate lang können die Symptome einfach nur etwas Stressanfälligkeit, Müdigkeit und nächtliche Wadenkrämpfe sein. Ein jahrelanger Magnesium-Mangel hingegen hat sehr ernste Auswirkungen auf Ihre Gesundheit und begünstigt langfristig folgende Symptome: Bluthochdruck mit Gefahr von Herzinfarkten und Schlaganfällen; ein hoher LDL-Cholesterinwert mit daraus folgender Arterienverkalkung; Muskelzellen können sich nicht mehr richtig entspannen, auch die inneren wie die Muskelzellen

der Gefäße; das Hormon Adrenalin steigt an; Thrombosen mit Gefahr von Schlaganfällen und Lungenembolie; schlechte Verarbeitung von Blutzucker mit daraus folgendem Diabetes. Zudem fühlt man sich müde und abgespannt, neigt zu Ängsten oder steckt schon mitten in einer Depression.

Ist Ihnen etwas aufgefallen? Das sind alles Leiden, die es sehr häufig in unserer Gesellschaft gibt! Und diese spiegeln den Magnesium-Mangel deutlich wieder. Auch wenn ein Magnesium-Mangel nicht immer allein an den vorgenannten Krankheiten Schuld ist und oft Stress und sonstige falsche Ernährung usw. noch dazu kommen, Magnesium ist ein äußerst wichtiger Faktor zum gesund werden und zum gesund erhalten.

Magnesium für Muskelkraft und Energie

Magnesium wird auch als das Power-Mineral bezeichnet, da jede Muskeltätigkeit im Körper bis hin zu den Funktionen der inneren Organe an Magnesium gebunden ist. Magnesium steuert die Energiegewinnung in den Zellen und ist ein Aktivator von zahlreichen Enzymen. Mit genügend Magnesium stellen Sie sicher, dass Sie genügend Energie haben und Ihre Muskeln stark und leistungsfähig sind.

Magnesium für eine ausgeglichene Psyche

Unser Gehirn braucht genügend Magnesium, um gut funktionieren zu können. Magnesium ist unabdingbar für innere Ruhe und eine gelassene Grundhaltung dem Leben gegenüber. Ein Mangel führt zu einer ängstlichen Disposition, der Neigung zum Grübeln, zu depressiven Verstimmungen und möglicherweise zu Burn-Out. Wenn wir gut mit Magnesium versorgt sind, wirkt sich das auch positiv auf unser Gedächtnis, unsre Konzentration und unsere Lernfähigkeit aus.

Anwendung und Dosierung von Magnesium

Pro Tag werden ungefähr 100 mg Magnesium über die Nieren ausgeschieden. Die Resorptionsquote bei oraler Einnahme von Magnesium beträgt ca. 30 %. Also braucht man mindestens 300 bis 350 mg Magnesium pro Tag, die man mit dem Essen oder als Nahrungsergänzungsmittel oral zu sich nehmen sollte. Über die Haut wird das gesamte Magnesium aufgenommen, somit kann man weniger berechnen.

Damit hat man aber nur das absolute Minimum, denn mit 300 mg Magnesium kann man keinen bestehenden starken Mangel ausgleichen. Fachleute empfehlen deshalb die doppelte Dosis von 600 bis 700 mg Magnesium am Tag. Für Sportler, Schwangere und Menschen, die unter Stress stehen oder eine chronische Krankheit haben, sogar noch mehr.

Bedenken Sie, dass ein Mangel große Folgen haben kann und der Körper überschüssiges Magnesium ohne Probleme leicht wieder ausscheidet. Deshalb gilt bei Magnesium: lieber etwas zu viel als zu wenig. Und das nicht nur für einige Monate, sondern möglichst für den Rest Ihres Lebens.

Der amerikanische Arzt Norman Shealy war einer der ersten, der die Wirkung von einer Magnesiumsubstitution untersuchte. Nach mehreren Jahren, in denen er unterschiedliche Magnesiumgaben über die Haut erforschte und zur Kontrolle den intrazellulären Magnesiumspiegel bestimmte (was in der Regel für Hausärzte zu umständlich ist), erbrachte er den Nachweis, dass mit täglicher transdermaler Anwendung ein Magnesiummangel in schon vier bis sechs Wochen geheilt werden kann.

Das ist eine sehr kurze Zeit im Vergleich zur oralen Aufnahme, die vier bis acht Monate tägliches Trinken von Magnesium erfordert, um den selben Effekt zu erzielen.

Dr. Shealy fand auch heraus, dass sich der DHEA-Spiegel seiner Probanden mit der transdermalen Gabe um durchschnittlich 60 % erhöhte, was mit der oralen Magnesium-Zufuhr nicht erzielt werden konnte.
DHEA ist ein Steroidhormon, das vor allem in der Nebenniere gebildet wird und bei Männern wie Frauen zu Östrogen oder Testosteron umgewandelt werden kann. DHEA werden vielfältige positive Wirkungen wie z.B. auf die Stimmung, den Sexualtrieb, die Fettverbrennung und das Immunsystem zugeschrieben. Es gilt als eines der klassischen Anti-Aging-Hormone.
Das ist einer der vielen Gründe, Magnesium vorwiegend über die Haut aufzunehmen.

Achtung: Es gibt auch einige wenige Kontraindikationen für die Magnesium-Zufuhr, wenn man es intravenös geben möchte. Bei verlangsamtem Herzschlag, extrem niedrigen Blutdruck, Myasthenia gravis (eine Muskelschwäche) und schwerer Niereninsuffizienz sollten Sie zuerst einen Arzt aufsuchen, der sich mit Magnesium auskennt. In der Regel ist die orale oder transdermale Anwendung auch bei diesen genannten Krankheiten kein Problem, wenn man es nicht übertreibt.

Magnesium zur äußeren Anwendung

Die äußere Anwendung ist die Methode der Wahl, wenn Sie schnell Ihren Mangel an Magnesium beheben möchten. Nur die intravenöse Gabe hat noch einen schnelleren Effekt, aber dafür müssten Sie zu einem Arzt oder Heilpraktiker gehen. Somit vernachlässigen wir das in diesem Buch, da es hier vor allem um die Selbstanwendung geht.
Magnesium kann in verschiedenen Verbindungen vorliegen. Für die äußerliche Anwendung über die Haut ist vor allem das Magnesiumchlorid gut geeignet.

Magnesiumchlorid wird aus Solequellen und aus dem Verdampfen von Meerwasser gewonnen. Wenn man das Natriumchlorid (Kochsalz) entfernt, bleibt Magnesiumchlorid übrig. Magnesiumchlorid hat als äußerliche Anwendung eine 100 % Bioverfügbarkeit und wird somit sehr gut vom Körper aufgenommen.
Es hat einige Vorteile, das Magnesium über die Haut aufzunehmen: es kommt schneller und konzentrierter in das Blut und damit in die Muskeln, Gelenke und das übrige Gewebe. Ein möglicher anfänglicher Durchfall wird vermieden, unter dem immer wieder Menschen leiden, die Magnesium oral einnehmen. Und es kommt auch gut ins Gewebe, wenn der Magnesium-Mangel überhaupt erst durch Resorptionsprobleme ausgelöst wurde, denn dann ist das Trinken einer Magnesiumlösung sowieso nicht wirksam genug. Es fördert die Durchblutung, vitalisiert die Zellen und das Gewebe und hilft, Schwermetalle zu entgiften. Magnesiumchlorid wirkt von allen Magnesium-Salzen auch am besten gegen Infektionen, also antibiotisch.Damit haben die Hälfte der Menschen schon von den Medikamenten her einen höheren Bedarf

Magnesiumchlorid ist sehr preiswert und lange haltbar und Sie können es im Internethandel, in Drogerien oder Apotheken (wo es viel teurer ist) kaufen. Es kann Magnesiumchlorid oder auch Magnesiumchlorid Hexahydrat auf der Packung stehen. Das ist für Sie im Grunde unerheblich; in dem einen ist nur etwas mehr Wasser enthalten. Achten Sie vor allem darauf, dass der Magnesiumchloridgehalt mindestens 99 % beträgt. In der Regel wird Magnesiumchlorid in Form von Flakes hergestellt, die sich in Sekundenschnelle in Wasser auflösen. Weniger häufig wird es auch als Pulver angeboten.Damit haben die Hälfte der Menschen schon von den Medikamenten her einen höheren Bedarf Die Tagesdosis von 700 mg Magnesium ist die Menge, die in ca. einem Teelöffel Magnesiumchlorid – das entspricht 6 g – enthalten ist.

Das Magnesium-Fußbad

Über die Fußsohlen nimmt man Magnesium hervorragend auf. Machen Sie sich eine konzentrierte Magnesium-Lösung, indem Sie in einer kleine Wanne 50 oder 100 Gramm Magnesiumchlorid-Flakes mit warmen Wasser mischen. Das Wasser kann bis zu 40 Grad warm sein. Es sollte nicht zu viel Wasser sein, damit die Lösung so konzentriert ist wie möglich. Zum Beispiel können Sie 100 g Magnesium in zwei Litern warmem Wasser geben. Da Sie nur einen Bruchteil des Magnesiumchlorids aufnehmen, können Sie die Wanne stehen lassen und noch 10 oder mehr Fußbäder mit demselben Badewasser machen. Sie müssen nur noch jeweils etwas heißes Wasser hineinlaufen lassen. Das Fußbad wird natürlich mit jedem Bad weniger konzentriert, aber es wäre ja schade, das viele gute Magnesium nach einem Fußbad schon wieder weg zu schütten. Hygienisch spricht nichts dagegen; die Magnesiumchlorid-Wasser-Lösung hält sich von selbst frisch. Mindestens eine halbe Stunde Fußbad ist empfehlenswert. Auch Vollbäder sind mit Magnesiumchlorid möglich, aber da Sie eine riesige Menge Magnesiumflakes brauchen, hat es sich eher als unpraktikabel erwiesen.

Das Magnesiumöl

Für die meisten Menschen wird wohl die Anwendung von Magnesium-Öl das Mittel der Wahl sein.

Magnesium-Öl gibt es von verschiedenen Herstellern in einer fertigen 31 % Magnesiumchlorid-Lösung zu kaufen.

Es ist allerdings nicht unbedingt nötig, das fertige Gemisch zu kaufen, denn Sie können sich selbst mit den Flakes ganz einfach Ihr eigenes Magnesium-Öl herstellen.

Ein Gramm Magnesiumchlorid-Flakes enthalten 120 mg Magnesium. Wenn Sie jetzt eine 30prozentige Magnesiumchlorid-Lösung herstellen möchten, geben Sie 300 g Magnesiumchlorid

in 700 g (bzw. ml) Wasser. Somit haben Sie eine Lösung, die ungefähr 36.000 mg Magnesium enthält. Wenn man von einem Bedarf von 650 bis 700 mg am Tag ausgeht, reicht diese Menge Magnesium-Öl für ungefähr 50 bis 55 Tage.
Sie können auch nur die halbe Menge nehmen, ein halber Liter Wasser auf 150 Gramm Magnesium, was für 25 bis 27 Tage reichen dürfte. Somit haben Sie nach wenigen Wochen eine Kontrolle, ob Sie wirklich genug Magnesium-Öl aufnehmen. Außerdem können Sie natürlich die Lösung noch mehr verdünnen, falls Sie diese Konzentration unangenehm auf der Haut finden.

Die Anwendung ist denkbar einfach: füllen Sie das Magnesium-Öl in eine Sprühflasche (möglichst zu 100% aus Polypropylen, ein Kunststoff, der gegen Salze und Salzlösungen beständig ist) und sprühen Sie sich jeden Tag Ihre Haut mit dem Magnesium-Öl ein. Machen Sie sich keine Gedanken, ob Sie an einem Tag etwas mehr oder weniger Magnesium abbekommen, wichtig ist nur, dass Sie kontinuierlich Magnesium aufnehmen.
Den schnellsten Erfolg verspricht dabei, sich vor dem Duschen den ganzen Körper einzusprühen und dann leicht einzumassieren. Das Magnesium-Öl hat eine leicht ölige Konsistenz, was manche Menschen stört, deshalb können Sie es 10 bis 15 Minuten vor dem Duschen einwirken lassen und dann abduschen.
Alternativ können Sie sich jeden Morgen oder Abend nur die Arme oder die Beine mit dem Magnesium-Öl besprühen und es einfach auf der Haut lassen.
Manche Menschen sind empfindlicher als andere und es kann sein, dass es durch das Magnesium zu Jucken, Kribbeln und Wärmeerscheinungen kommt. Sparen Sie deswegen die emfindlichen Schleimhäute aus. Manchmal braucht die Haut auch nur etwas Zeit, um sich daran zu gewöhnen und das Jucken geht vorbei. Wenn nicht, stellen Sie die Lösung weniger konzentriert her.

Magnesium zur oralen Einnahme

Natürlich kann man Magnesiumchlorid auch problemlos trinken, aber der Geschmack ist – wie ich aus eigener Erfahrung weiß – so bitter und intensiv, dass man es wirklich kaum herunter bekommt. Zum Glück gibt es auch andere Magnesium-Verbindungen. Ich empfehle zur oralen Einnahme Magnesiumcitrat, das ebenfalls sehr günstig ist und im Versandhandel überall erhältlich ist. Das reine Magnesiumcitrat schmeckt eher nach Mehl, und das Magnesiumhydrogencitrat, das dazu noch Wasser enthält, schmeckt in Wasser säuerlich-frisch, nach Zitrone. Beide Variationen werden gut vertragen, das Magnesiumhydrogencitrat schmeckt nur um vieles besser. Es wird gut vom Darm aufgenommen, bindet überschüssige Säuren im Körper und hilft so, den Säure-Basen-Haushalt im Gleichgewicht zu halten.

In einem Teelöffel Magnesiumcitrat (oder Magnesiumhydrogencitrat) – 6 Gramm – sind 700 mg Magnesium enthalten. Da der Körper aber nur 30 % des Magnesiums aufnimmt, bekommt man mit einem Teelöffel Magnesiumcitrat knapp 200 mg Magnesium. Besser wären natürlich drei Teelöffel am Tag.
Was zu Beginn bei oraler Aufnahme allerdings auftreten kann, sind leichtes Magendrücken und Durchfall. Das Magnesium wirkt reinigend und abführend und in der Regel gibt sich das schnell wieder. In diesem Fall fangen Sie mit der halben Dosis an und erhöhen die Zufuhr erst nach einigen Tagen, wenn Ihr Verdauungssystem sich an das Magnesium gewöhnt hat. Noch besser ist es, dass Sie die Dosis auf noch mehr Portionen am Tag verteilen, dann wird es vom Verdauungssystem auch besser aufgenommen. Zudem gibt es noch andere Magnesiumverbindungen, die Sie nehmen können. In Tablettenform wird oft Magnesiumoxid benutzt, da es ziemlich konzentriert ist. Wenn Sie Magnesium-Tabletten aus der Drogerie zu sich nehmen möchten, achten Sie gut

auf die Dosierung. Auch hier kommt nur 30 % des Magnesiums in Ihren Zellen an. Meist sind diese Mittel unterdosiert und in Tablettenform auch vielfach teurer, als wenn Sie Magnesiumchlorid oder -citrat als Pulver oder Flakes kaufen. Zudem sind zahlreiche unnötige Zusatzstoffe enthalten. Ich beziehe mein Magnesiumhydrogencitrat von www.magnesium-pur.de.

Nahrungsmittel mit viel Magnesium

Sie können auch als zusätzliche Maßnahme Nahrungsmittel mit einem hohen Magnesiumgehalt in Ihre Ernährung integrieren. Das wird nicht ganz ausreichen, um den Mangel zu beheben, bringt aber langfristig doch einen höheren Magnesiumspiegel.
Empfehlenswert sind Samen, Nüsse und Hülsenfrüchte. Vollkornprodukte wie Vollkornreis und Vollkornbrot liefern ebenfalls viel Magnesium. Auch Leinsamen, Kürbiskerne, Weizenkeime, Quinoa, Amaranth, Spinat, Mangold und Broccoli enthalten eine Menge. Am meisten enthalten Sonnenblumenkerne, Weizenkleie und Kakao. Statt Brot morgens ein Müsli mit Weizenkleie, Leinsamen, Sonnenblumenkernen und Kakao (ohne Zucker) zu essen kann ein guter Weg sein, um über die Ernährung etwas mehr Magnesium aufzunehmen.

Die Magnesium-Zufuhr kombinieren

Am schnellsten beheben Sie Ihren Magnesium-Mangel, indem Sie Fußbäder oder die Magnesium-Öl-Anwendung am ganzen Körper mit dem Trinken von Magnesium kombinieren. Sehr wahrscheinlich werden Sie dann auch bedeutende Veränderungen in Ihrem körperlichen und seelischen Befinden bemerken. Fluten Sie sich geradezu mit Magnesium, und nach ungefähr zwei Monaten können Sie dann die Magnesium-Zufuhr wieder ein bisschen reduzieren.

Die Geschichte von Frau Bergasa

Die Auswirkungen von Magnesium-Mangel können wirklich massiv sein. In ihrem Buch „Die erstaunliche Wirkung von Magnesium“ beschreibt Ana Maria Lajusticia Bergasa ausführlich, wie sie viele Jahre durch Magnesium-Mangel an beträchtlichen Beschwerden litt. Sie konnte sich lange Zeit kaum auf den Füßen halten vor Erschöpfung, hatte jeden Tag Krämpfe und Ischiasanfälle, Herzrasen und Beklemmungen und trug wegen ihrer ausgeprägten Arthose-Beschwerden ein Stützkorsett. Fünf verschiedene Ärzte versicherten ihr, dass ihre Rückenbeschwerden nicht heilbar seien und außerdem könne man sie nicht einmal operieren, da sie außer Arthrose auch Osteoporose und knöcherne Zacken an den Wirbeln (Spondylose) hätte. Ihre Knochen würden die Operation nicht aushalten.

Nach einigen Jahren las sie, Magnesium würde gegen Furunkel helfen, und da sie gerade darunter litt, begann sie, täglich ein Gläschen Wasser mit Magnesium einzunehmen. Die Furunkel verschwanden, aber auch manches andere änderte sich. Sie wurde zunehmend gelöster, unternehmungslustiger und vitaler. Die Schmerzen wurden immer weniger, und sie konnte wieder arbeiten gehen. Eines Tages bekam sie einen Hexenschuss und dachte, ein Wirbelkörper sei gebrochen und ging zu einem Arzt, der sie noch nie vorher behandelt hatte. Er sagte, sie habe verspannte Muskeln, das sei nur ein Hexenschuss, die Wirbelsäule sei vollkommen in Ordnung. Sie konnte es nicht fassen, und sie realisierte: sie hatte keine Kopfschmerzen mehr, ihr war nicht mehr schwindlig, sie hatte mehr Energie als jemals zuvor und auch keine Schmerzen mehr in den Gelenken oder im Rücken. Ihre Arthrose war offensichtlich geheilt.

Durch Ihre fantastische Heilung war sie höchst motiviert, alles zu erforschen, was mit Magnesium-Mangel zusammen hängt. Sie fand heraus, dass es einen direkten Zusammenhang zwischen

Magnesium-Mangel und der Zunahme von Arthrose, Herzinfarkten und Krebserkrankungen und vielen anderen Krankheiten gibt. Das ist nur eine einzelne Geschichte einer Heilung durch Magnesium; es gibt unzählige mehr!

Es erfordert anfangs ein wenig Mühe, sich darum zu kümmern, Magnesium sinnvoll einzunehmen. Doch die Mühe am Beginn lohnt sich. Die Ärzte und die Öffentlichkeit werden zum Glück immer mehr auf die schweren Folgen von Magnesium-Mangel aufmerksam, und Ärzte sind offener dafür, einen möglichen Magnesium-Mangel in ihre Überlegungen mit einzubeziehen. In der Bevölkerung gibt es seit einiger Zeit eine immer größere Nachfrage nach Informationen über Magnesium. Kein Wunder, denn es gibt nur wenige Mittel, mit denen man so günstig und einfach seiner Gesundheit einen großen Schub geben kann.

Magnesium ist ein so wichtiger Stoff für uns, dass ich dringend empfehle, es ein Leben lang einzunehmen. Finden Sie für sich eine Routine, Magnesium regelmäßig zu sich zu nehmen, ob jeden Tag ein Gläschen Magnesium oder das tägliche Einreiben mit Magnesium-Öl. Integrieren Sie magnesiumreiche Lebensmittel in Ihre Ernährung. Denken Sie an die wunderbaren Auswirkungen auf Ihr Herz-Kreislauf-System, Ihre Muskeln, Ihre Energie und Ihr Gemüt. Ich bin überzeugt, dass den meisten Menschen mit Burnout oder Herzproblemen und allen Menschen mit chronischen Krankheiten mit einer genügenden Magnesium-Zufuhr sehr geholfen wäre!

Erfahrungsberichte

Gesündere Zähne und mehr Gelassenheit

„Nach einem halben Jahr oraler und transdermaler Anwendung gab es einige Veränderungen: Ich konnte mit dem Magnesium die Gesundheit meiner Zähne so erheblich verbessern, dass beginnende Karies im Zwischenraum zweier Zähne sich komplett zurückgebildet hat. Ich habe keine Muskelkrämpfe in meinen Oberschenkeln und Waden mehr. Ich bin weit gelassener und resistenter gegen Stress, auch wenn es hoch hergeht.
Außerdem kann ich wieder essen, was ich will, ohne zuzunehmen. Ich weiß nicht, wie das mit dem Magnesium zusammenhängt, aber natürlich finde ich das eine tolle Entwicklung. Insgesamt hat sich das Magnesium sehr gelohnt."

Steffen, 33 Jahre

Keine Gelenkschmerzen und Herbstdepression mehr

„Seit acht Wochen nehme ich Magnesium. Ich hatte allerhand Wehwehchen, die mein Arzt nicht besonders ernst nahm. Dann habe ich mich selbst darum gekümmert, woran es liegen könnte. Nach zwei Wochen Magnesium merkte ich erste Veränderungen. Jetzt habe ich kaum noch Gelenkschmerzen, wieder Elan im Alltag, keine Herbstdepression mehr und das Immunsystem funktioniert wieder super. Über die Haut funktioniert die Einnahme des Magnesiums am besten."

Lisbeth

Knieschmerzen verschwinden völlig

„Obwohl ich noch nicht so alt bin (45 Jahre), hatte ich schon seit Jahren Knieschmerzen und beginnende Arthrose. Ich war sehr verzweifelt. Zum Glück habe ich irgendwann durch ein Buch einer Bekannten von Magnesium erfahren. Meine Schmerzen sind völlig verschwunden. Billiger und leichter geht es wirklich nicht.“

Jörg

Menstruationsschmerzen bessern sich

„Ich habe Magnesium in Tablettenform gekauft, um gegen meine Krämpfe und Schmerzen während meiner Menstruation anzugehen. Wirkt sehr gut. Ein bisschen merke ich es noch, aber kein Vergleich zu früher. Auch meine Schulterschmerzen sind besser geworden. Wieso bekommt man da eigentlich nichts von Ärzten gesagt? Ich habe meiner Frauenärztin davon erzählt, aber es hat sie null interessiert“

Ines, 27 Jahre

Gelenkprobleme sind besser und mehr Energie

„Bevor ich auf die Nahrungsergänzungsmittel kam, hatte ich körperliche Beschwerden wie Gelenksschmerzen, zeitweise tat mir mein ganzer Körper weh. Eine länger Zeit im Schneidersitz zu verweilen war ein Ding der Unmöglichkeit geworden, auch wenn ich diese Position nicht unbedingt empfehlenswert finde.

Ich hatte Schmerzen im Hüftbereich beim Treppen steigen oder nach längeren Spaziergängen. Auch Müdigkeit und Schlaffheit war ein ständiger Begleiter; dies kam alles nach und nach, bis ein guter Freund mich auf Nahrungsergänzungsmittel aufmerksam gemacht hat.

Ich nahm zuerst Magnesium ein, was schon einmal eine große Wirkung bewirkte. Der Körper entspannte sich allmählich, er entkrampfte sich sozusagen.

Danach ging ich weiter über zu Vitamin D und K2 sowie Traubenkernextrakt und MSM. Die Gelenkscherzen waren nach ca. 10 Tagen verschwunden. Ich fühlte mich körperlich fitter und beweglicher, meine Stimmung war ausgelassener.

Doch nach einer Weile des Wohlbefindens hatte ich keine Lust mehr auf all diese Mittelchen, es war mir einfach lästig und ich setzte alles ab. Nach ca. 2 Monaten kamen nach und nach alle diese Beschwerden wieder.
Ich würde von mir behaupten dass ich mich ausreichend bewege, schon alleine, weil ich Freude daran habe. Ich ernähre mich ausgewogen, Ernährung ist für mich ein wichtiger Aspekt in meinem Leben.
Ich war nie ein Freund von „Zusatzmitteln", da ich immer der Meinung war, durch gesunde Ernährung und ausreichender Bewegung alles im Fluss halten zu können, doch mein Körper sagt etwas anderes. Ausprobieren ist auf jeden Fall wichtig und ich startete vor zwei Wochen wie anfangs mit Magnesium, Vitamin D und K2. Jetzt bin ich schon wieder fitter und meine Gelenkschmerzen sind viel besser geworden. Die Mittel tun meinem Körper einfach gut."

Anja

OPC

Die Entdeckung von OPC

Als der Seefahrer Jacques Cartier (1491–1557) auf einer Expedition im Golf des Sankt Lorenz-Stromes im Winter 1534/35 vom einem Wintereinbruch überrascht und in einem vereisten Fluss mit seinem Schiff feststeckte, sah es schlecht für ihn und seine über hundertköpfige Mannschaft aus. Durch die einseitige Ernährung erkrankten seine Männer schwer. Ihre Zähne fielen aus und ihre Beine schwollen an und verfärbten sich schwarz. Nachdem zahlreiche Männer gestorben waren und weitere Todesfälle unvermeidlich schienen, retteten einheimische Indianer Cartier und seine restliche Mannschaft, indem sie ihnen zeigten, wie sie einen Tee aus der Rinde der Pinie zubereiten konnten. Mit diesem Tee erholten sich die Männer innerhalb einer Woche.
Es wurde erst Jahrhunderte später herausgefunden, dass die Männer Cartiers an Skorbut litten, einem schweren Mangel an Vitamin C. Bei den langen Überfahrten ernährten die Seefahrer sich hauptsächlich von Gepökeltem und Schiffszwieback und erhielten kein Obst und Gemüse. Nach sechs bis sieben Wochen waren dann die Vitamin C-Vorräte im Körper aufgebraucht. Über viele Jahrhunderte hinweg sind mehr Seefahrer an Skorbut gestorben als an Kämpfen und Kriegen.

Pinie, wie man heute weiß, enthält nur wenig Vitamin C, statt dessen aber eine Menge so genannter Polyphenole wie das OPC oder Traubenkernextrakt, das die Wirkung von Vitamin C um ein Vielfaches verstärkt. Dieses OPC - die Abkürzung für oligomere Proanthocyanidine ist - brachte die wundersame Rettung. OPC findet sich nicht nur in der Rinde der Pinie, sondern auch in der

zarten Innenhaut der Erdnuss und in vielen roten Beeren wie Holunder, Johannisbeeren und Weintrauben. Dieser zarte Stoff schützt die zarten Beeren vor der Oxidation, d.h. ihrem Verfall. Und diesen Schutz können wir uns auch für unsere Gesundheit zunutze machen.
So ist auch das sogenannte „französische Paradox“ zu erklären. Obwohl die Franzosen eher viel rauchen und fett essen, leiden sie in geringerem Maße an Herz-Kreislauf-Erkrankungen als viele andere Völker. Das liegt an der Tradition, regelmäßig, aber moderat Rotwein zu trinken. Eine Zehnjahres-Studie, die im Auftrag der WHO gemacht wurde, bestätigte, dass Menschen in Ländern mit hohem Rotweinkonsum eine weit geringere Sterblichkeitsrate durch Herz-Kreislauf-Erkrankungen aufweisen.

Antioxidantien spielen eine äußerst wichtige Rolle im Immunsystem und in der Verzögerung des Alterungsprozesses im Körper. Zu ihnen gehören Vitamine wie Vitamin C und E, Mineralstoffe, Pflanzenstoffe und andere Stoffe, die alle die Fähigkeit haben, so genannte freie Radikale zu neutralisieren.
OPC ist ungeheuer wertvoll für unseren Körper, da es eine äußerst starke antioxidative Wirkung besitzt, d.h. es hilft dabei, zellschädigende aggressive Substanzen im Körper wieder zu neutralisieren. Die antioxidative Wirkung von OPC ist 20mal stärker als die von Vitamin C und 50mal stärker als die von Vitamin E.

Im Jahre 1947 wurde ein junger Pharmakologe, Jack Masquelier, damit beauftragt, herauszufinden, ob das Häutchen unter der Erdnussschale giftige Substanzen enthält. Er fand heraus, dass keine Gefahr von dem Häutchen ausging und machte gleichzeitig die Entdeckung eines farblosen Stoffes in diesem Häutchen, des OPC.

Der erste Versuch mit OPC ist bekannt. Masquelier gab den Stoff der Frau seines Doktorvaters, die unter Ödemen an den Beinen litt. Nachdem sie OPC eingenommen hatte, bildeten sich die Ödeme nach nur 48 Stunden zurück. Das war der erste Erfolg mit OPC, worauf hin intensive Forschungen begannen. Seit 1950 sind in Frankreich gefäßschützende Medikamente mit OPC auf dem Markt.

Die fantastische Wirkung von OPC

Wir sind heute in unserem Leben vielerlei Faktoren ausgesetzt, die zu oxidativem Stress in unserem Körper führen: Umweltgifte, Chemikalien, Tabak und Alkohol, ungesunde Ernährung und Stress. So sind unsere Zellen vielen freien Radikalen ausgesetzt und altern vor ihrer Zeit. Unser Körper besitzt zwar Enzyme, mit denen diese freien Radikalen begrenzt werden, doch bei einer großen Zahl kann der Körper nicht alle Schäden beheben und der Körper fängt innerlich an zu „rosten“. Das Resultat sind so ernste Folgen wie Arteriosklerose, Entzündungen, Schlaganfälle und Krebs.

Bei den Pflanzen schützt OPC die Zellen vor dem Angriff freier Radikale, und das ist genau das, was OPC auch für uns tun kann. Da OPC wasserlöslich und fettlöslich ist, kann es eine größere Bandbreite freier Radikale neutralisieren als andere Antioxidantien.

Die Wirkung von OPC ist sehr gut dokumentiert und so vielfältig und eindrucksvoll, dass man einen wahren Wunderstoff vor sich zu haben glaubt. Das Heilpotential von OPC ist groß, und am meisten entfaltet es dieses Potential bei den Gefäßen, der Haut, den Augen und dem Immunsystem.

OPC für ein starkes Herz und gesunde Gefäße

Eine der Hauptursachen für Bluthochdruck sind durch Ablagerungen und Schädigung der Faserproteine starre Gefäße, was man Arteriosklerose nennt. Das kann zu großen gesundheitlichen Problemen wie Herzinfarkten oder Schlaganfällen führen. Zum Glück haben wir OPC, denn es hilft äußerst gut, diese schweren Krankheitsfolgen zu minimieren.

OPC schützt die Faserproteine und erhält die Elastizität der Blutgefäße. In einer Studie zeigte sich, dass sich nach einer einmaligen Gabe von OPC die Elastizität der Gefäße verdoppelte. Zudem hält OPC die Blutgefäße von Ablagerungen frei und bewahrt sie vor zukünftigen oxidativen Schäden durch freie Radikale. Da Herz-Kreislauf-Erkrankungen zu den häufigsten Todesursachen zählen, ist die Einnahme von OPC die beste Vorbeugung.

OPC hilft bei allen Gefäßproblemen, seien es Besenreiser, Krampfadern, Lymphstau oder arterielle Durchblutungsstörungen. Es wirkt blutverdünnend und trägt so dazu bei, Thrombosen zu verhindern und einen guten Blutfluss zu gewährleisten.

Auch bei Hämorrhoiden hilft OPC wirksam. Es hemmt die Entzündung und verringert die Durchlässigkeit der Venen, aus denen Wasser austritt, stoppt so das Nässen und hemmt den Juckreiz.

OPC wirkt entzündungshemmend und stärkt das Immunsystem

Die Wirkung von OPC ist stark entzündungshemmend und so hilft es bei allen akuten und chronischen Entzündungen wie Arthritis, Magenschleimhautentzündung, Zahnfleischentzündung, Bronchitis oder Asthma. Auch bei grippalen Infekten hilft OPC, schnell wieder auf die Beine zu kommen. In der Regel werden sich mit OPC die Infekte aber generell stark vermindern. Ein Bekannter sagte mir erst kürzlich, dass er sich früher fast jeden Monat einen Infekt einfing und seit dem Beginn der Einnahme von

OPC vor drei Jahren keine einzige Erkältung mehr hatte, obwohl er durch seine Scheidung eigentlich mit einem geschwächten Immunsystem gerechnet habe .
Als starkes Antioxidans unterstützt OPC den ganzen Körper in seiner Immunfunktion.

OPC für eine gesunde und schöne Haut und kräftiges Haar

Da OPC bis in die Kapillargefäße hinein für eine gute Durchblutung sorgt und so hilft, das Gewebe mit allen Nährstoffen und Sauerstoff zu versorgen, fördert es eine schöne und gesunde Haut. Zudem besitzt OPC die Fähigkeit, instabiles Kollagen in der Haut und im Bindegewebe zu reparieren. Faltige und trockene Haut wird wieder glatt, straff und geschmeidig und Orangenhaut an den Schenkeln bessert sich sichtlich. So ist OPC zusammen mit MSM, das sich ebenso positiv auf Haut und Haare auswirkt, eines der Schönheitsmittel, die ein natürliches Face- und Body-Lifting bewirken.

Da es die Aktivität der Hautenzyme fördert, erhöht OPC auch stark den Schutz vor der Sonne. Wenn man regelmäßig OPC nimmt, bekommt man auch bei längeren Aufenthalten in der Sonne keinen Sonnenbrand mehr.
Narben heilen mit OPC schneller ab, die Haut ist weniger trocken und Wunden heilen schneller. Da es die Haut elastischer macht, ist es eine gute Vorbeugung vor Dehnungsstreifen in der Schwangerschaft.
Auch bei Akne, Neurodermitis und Schuppenflechte gibt es sehr positive Erfahrungen mit OPC.
Nägel wachsen schneller mit OPC und auch die Haare lässt es schneller und kräftiger wachsen.

OPC schützt das Nervensystem

OPC wird auch bei Aufmerksamkeitsstörungen und Lern- und Konzentrationsstörungen eingesetzt. Da OPC auch die Blut-Hirn-Schranke überwindet, hat man den begründeten Verdacht, dass es bei Hirnkrankheiten wie Parkinson, Alzheimer oder Multiple Sklerose helfen könnte. Da müssen noch weitere Studien folgen.

OPC für gesunde Augen

OPC hilft, die Sehfähigkeit generell und auch bei Nacht zu verbessern. Es hilft bei müden und überlasteten Augen von der Computerarbeit und wird auch bei Makuladegeneration, Netzhauterkrankungen und grauem Star empfohlen.

OPC bei Allergien

Viele Menschen nehmen OPC, um ihren Heuschnupfen im Frühling zu bekämpfen. OPC wirkt generell sehr gut bei allen Allergien. Es hemmt die Ausschüttung und Aktivierung entzündungsfördernder Enzyme, die ansonsten zur Ausschüttung von Histamin und so zu allergischen Symptomen führen würden. Bei Heuschnupfen ist es empfehlenswert, mit der Einnahme von OPC schon zwei bis drei Wochen vor der „Heuschnupfenzeit" zu beginnen.

OPC bei Krebs

In Labortests wurde herausgefunden, dass OPC auch antikanzerogen wirkt; in höheren Dosen (im Labor) löste es in einer Studie den bei Krebszellen programmierten Zelltod aus, während gesunde Zellen nicht beeinträchtigt wurden. Weitere Studien werden zeigen, wie wirksam es bei der Krebsbehandlung ist.

Sicher kann man allerdings jetzt schon sagen, dass es durch die antioxidative Wirkung krebsvorbeugend wirkt.

OPC bei weiteren Beschwerden

Generell fühlt man sich mit OPC fitter und leistungsfähiger und hat mehr Energie. Ein Freund berichtete mir, er fühle sich mit OPC wie ein „Duracell-Männchen".
OPC wirkt auch bei PMS, dem prämenstruellem Syndrom, sehr gut. Das PMS tritt mehrere Tage vor der Menstruation auf und beinhaltet so verschiedene Symptome wie leichte depressive Verstimmung, Müdigkeit, geschwollene Brüste und Kopfschmerzen. Nach ein bis zwei Monaten konnten die meisten Frauen mit diesen Beschwerden eine leichte bis starke Linderung ihrer Beschwerden erfahren. In einer Studie waren es nach vier Monate Einnahme 80 % aller Frauen, denen OPC deutlich half.
Auch bei Rheuma und Gicht gibt es gute Erfahrungen mit OPC. Da OPC auf den ganzen Körper antioxidativ und gefäßschützend wirkt, kann es auch eine positive Wirkung auf andere Beschwerden haben, die hier nicht erwähnt wurden. OPC hat so vielfältige positive Auswirkungen, dsss man es meiner Meinung nach als Grundversorgung dauerhaft nehmen sollte.

Tipps zum Kauf und zur Dosierung

OPC ist zu 100 % bioverfügbar, wird innerhalb von 40 Minuten von der Magenschleimhaut aufgenommen und zirkuliert bis zu drei Tagen in unserem Blut.
Das im Traubenkernmehl enthaltene OPC ist nur wenig bioverfügbar und keine gute Quelle für OPC, auch wenn es von manchen Firmen anders angepriesen wird.
Man muss ein wenig aufpassen, wenn man gutes OPC kaufen möchte. Es gibt allerlei Produkte, in denen nur Traubenkernmehl oder nur wenig OPC enthalten ist oder zu denen die Hersteller irreführende Angaben machen. Auf der Suche nach einer guten

Firma für OPC ist es also wichtig, genau hinzuschauen. Hersteller sollten ein Zertifikat der jeweiligen Charge mit Analyse vorweisen können, das eindeutig zeigt, wie viel Prozent OPC im Pulver enthalten ist. Manchmal wird das Zertifikat mit der Lieferung mitgeschickt oder alternativ auf der Homepage der Firma hochgeladen.
Scheuen Sie sich nicht, die jeweilige Firma anzurufen und nachzufragen. Es gibt ein großes Interesse der Öffentlichkeit an OPC und deswegen auch ein paar Trittbrettfahrer, die mit minderwertigen Produkten schnell Geld machen möchten. Manchmal befindet sich in den Kapseln nur Traubenkernmehl statt OPC, Deshalb ist eine Chargenanalyse bei OPC Pflicht. Ich nehme seit Jahren das OPC von Bioprophyl, das ich sehr empfehlen kann.

Achten Sie auf die Zusatzstoffe

Achten Sie beim Kauf immer auf die Zusatzstoffe. Bei den meisten Nahrungsergänzungsmitteln versuche ich, es als möglichst reines Pulver zu bekommen, was bei Magnesiumcitrat, MSM und vielen anderen Stoffen kein Problem ist. OPC wird fast nur in Kapselform angeboten, und das bedenkliche Magnesiumstearat haben fast alle Anbieter den Kapseln beigemischt. Vergleichen Sie die Produkte gut und fragen Sie gegebenenfalls bei den Anbietern nach.

Falls Sie übrigens lieber mit Rotwein Ihre OPC-Dosis zu sich nehmen möchten, wird das anstrengend werden! Sie müssten schon jeden Tag mehrere Liter Rotwein trinken, um OPC voll nutzen zu können; die Nachteile für Ihre Gesundheit würden deutlich überwiegen. Auch mit der Nahrung ist es schwierig aufzunehmen, da es sich vor allem in Rinden, Kernen und Schalen befindet, die uns nicht schmecken und die wir deshalb meist vor dem Essen entfernen.

Die richtige Dosierung von OPC

Ungefähr 2 mg OPC pro Kilo Körpergewicht ist die beste Dosierung. Bei 70 kg Körpergewicht sind also 140 mg am Tag eine gute Menge OPC. Bei starken körperlichen Belastungen, Krankheiten oder großem Stress auch gerne das Doppelte oder Dreifache.
OPC ist sehr gut verträglich und kennt in der Regel keine Nebenwirkungen. Das Einzige, was ich mitbekommen habe, ist, dass manche Menschen durch OPC zu sehr angeregt werden d.h. dass es zu Herzklopfen und Anspannungsgefühlen kommt. In dem Fall sollte man die Dosis reduzieren. Ansonsten kann es immer wieder vorkommen, dass jemand empfindlich auf einen neuen Stoff reagiert. Es ist deshalb empfehlenswert, die Dosis einzuschleichen und in der ersten Woche weniger zu sich zu nehmen.
Wenn Sie Kapseln haben sollten, was bei OPC die Regel ist, können Sie diese auch öffnen und erst einmal nur ein Drittel oder die Hälfte der täglichen Dosis in einen Löffel Joghurt verrühren. OPC schmeckt bitter und löst sich kaum in Wasser auf.
Es ist auch empfehlenswert, OPC zusammen mit Vitamin C einzunehmen, da es die Wirkung von Vitamin C vervielfacht. Vielfach werden auch Kapseln angeboten, bei denen zum OPC Vitamin C schon hinzu gemischt wurde.

Zudem sollte man darauf achten, dass sich OPC an Eiweiß bindet und dann dem Körper weniger zur Verfügung steht. Das heißt, man sollte es nicht kurz vor oder nach einer eiweißreichen Mahlzeit zu sich nehmen, sondern eher zwischen den Mahlzeiten.

Da OPC blutverdünnend wirkt, sollte man auch mit der Einnahme von OPC aufpassen, wenn man Blutverdünnungsmittel einnimmt. Eventuell kann man das Blutverdünnungsmittel niedriger dosieren. Fragen Sie hierzu einen Arzt oder Heilpraktiker, der sich mit OPC auskennt.

Erfahrungsberichte

Schöne Haut und keine Infekte mehr

„Meine Haut ist schön seidig und glatt geworden und scheint besser durchblutet zu sein. Auch meine Haut um die Fingernägel ist nicht mehr spröde und rau. Außerdem fallen mir so gut wie keine Haare mehr aus, was mir eine Zeitlang wirklich Sorgen gemacht hat. Zudem hatte ich seit einem Jahr, seitdem ich täglich OPC einnehme, keine Erkältung oder Halsweh mehr. OPC lohnt sich wirklich. Ich empfehle es allen meinen Freunden und fast alle, die es probiert habe, können jetzt von schönen Erfolgen berichten.“

Anna

PMS bessert sich und mehr Energie

„Ich habe begonnen, OPC zu nehmen, weil ich etwas gesucht habe, was gegen mein starkes PMS wirkt. Schon im ersten Monat schien es leicht besser zu werden, seit dem zweiten Monat habe ich nur noch ganz leichte Beschwerden, es ist ein Unterschied wie Tag und Nacht.

Außerdem habe ich das Bedürfnis bekommen, mehr Sport zu treiben. Wer weiß, was OPC noch alles bei mir bewirkt. Ich kann es jedenfalls uneingeschränkt empfehlen.“

Nehir, 30 Jahre

Venen-Operation kann abgesagt werden

„Die Venen-Operation meiner Mutter konnte dank OPC abgesagt werden. Sie hat die Kapseln nur zwei Wochen eingenommen, dafür ist der schnelle Effekt erstaunlich. Ich nehme es nun auch und habe nach einen Monat Einnahme wieder einen normalen Blutdruck. Wenn ich das früher gewusst hätte, wäre mir einiges an Medikamenten erspart geblieben.“

Günter

Bessere Konzentration und schönere Haut

„Ich habe einen anstrengenden Job und kann mich dank OPC jetzt deutlich besser konzentrieren. Die Wirkung trat innerhalb einer Woche ein. Ich habe mehr Energie und arbeite effektiver. Außerdem sind meine Augen weniger müde, auch wenn ich stundenlang am Bildschirm bin. Schon dafür haben sich die Ausgaben gelohnt. Aber ich muss es morgens einnehmen, abends komme ich sonst schlecht ins Bett und ich fühle mich aufgedreht. Außerdem sind meine Krähenfüße an den Augen deutlich zurück gegangen.
Da ich OPC erst seit einem Monat nehme, war ich vor ein paar Tagen auch erstaunt zu sehen, dass auch die wenigen Aknenarben, die ich habe, sich glätten. Super! Ich sehe wirklich gesünder und frischer aus."

Jana, 45 Jahre

Schuppenflechte heilt vollständig ab

„Mein Mann und mein Sohn leiden beide an Schuppenflechte und hatten guten Erfolg mit OPC. Mein Mann nimmt es seit zweieinhalb Jahren und ist seit zwei Jahren frei von Psoriasis. Mein Sohn nimmt es seit drei Monaten und in Kombination mit Vitaminen wird es nun immer besser."

Renate, 41 Jahre

Kein Verschluss der Herzkranzgefäße mehr

„Ich habe 2012 mit 56 Jahren einen Herzinfarkt erlitten. Nach der Einlieferung in die Notaufnahme wurde mir ein Stent gesetzt. Eine Woche später wurde ich mit Tabletten in die Obhut meines Hausarztes entlassen. Diagnose: Verschluss der Hauptherzkranzgefäße und Vorstellung Uni Gießen zur Bypass OP. Mein Hausarzt empfahl mir damals dringend diese Bypass OP. Nach der OP musste ich wieder neu anfangen und laufen lernen. Den Zustand, in dem man sich befindet, kann man nicht beschreiben. Ich habe sechs Wochen benötigt, mit täglicher Übung, ein halbes Stockwerk Treppen zu laufen. Mit viel Energie und Willen habe ich fast zwei Jahre benötigt, um einigermaßen fit zu werden. Halbjährliche Untersuchungen beim Kardiologen ergaben zunächst keine Veränderung, bis man 2015 diagnostizierte, dass die kleinen Gefäße um das Herz sich verschließen würden. Die Aussage vom Kardiologen und vom Hausarzt: da kann man nichts machen, das ist genetisch bedingt.

Dann habe ich Ende 2015 eine Masseurin in Österreich kennengelernt die mir von OPC erzählte. Zwei Wochen nach der Einnahme begann sich mein Zustand zu verändern. Nachdem ich die Medikation nach Rücksprache mit meinem Hausarzt auf vier Kapseln pro Tag erhöht hatte, war die körperliche Schwäche hauptsächlich mittags verschwunden. Meine Gelenkbeschwerden, Bandscheibe, Hüfte, Arthrose wurden bedeutend besser. Ich hatte mit Brille eine Sehkraft von 50 und 65 %. Vor zwei Monaten vom Augenarzt kontrolliert: 80% auf beiden Augen. Haare werden dunkler, Fingernägel, Haut eine deutliche Verbesserung.

Und dann bekam ich die Diagnose vom Kardiologen, ein Verschluss der kleinen Herzkranzgefäße ist nicht feststellbar.

Ich nehme zwei bis vier OPC und abends wenn ich zu Bett gehe, zwei Strongus (Kapseln mit Knoblauchöl).

Nach der Erfahrung die ich mit OPC und Strongus und ab und an mit Vitamin C machen durfte, würde ich mich heute solch einer OP nicht mehr unterziehen.“

Bernd

Vitamin C

Vitamin C – das wichtige Allround-Vitamin

Selbst wenn man sich noch nicht mit Vitaminen und Vitalstoffen beschäftigt hat, von der Bedeutung von Vitamin C haben wohl die meisten schon einmal gehört! Tatsächlich hatte ich in der ersten Auflage dieses Buches das Vitamin C erst einmal ausgelassen, weil ich dachte, dass es ja sicher jeder kennt und sowieso schon darauf achtet. Doch nach mehreren Zuschriften mit Fragen zu diesem wichtigen Vitamin habe ich mich dazu entschieden, Vitamin C ein eigenes Kapitel zu widmen und seine Bedeutung deutlicher herauszustellen.

Vitamin C, das auch als Ascorbinsäure bekannt ist, ist ein Vitamin, das an vielen Tausenden Stoffwechsel-Prozessen im Körper beteiligt und äußerst wichtig für unsere Gesundheit ist. Es wird im ganzen Körper, in allen Zellen und Körperflüssigkeiten, benötigt, Manche Tiere wie Schweine oder Hunde können es selbst herstellen, und das tun sie auch in großen Mengen. Menschen sind auf die tägliche Zufuhr von außen angewiesen, denn da Vitamin C wasserlöslich ist, kann es nur kurze Zeit im Körper gespeichert werden. Das bedeutet, dass wir es wirklich täglich benötigen, um gesund zu bleiben. Leider nehmen wir mit unserer Ernährung heute höchstens 100 mg am Tag auf, was viel zu wenig ist. Unsere Vorfahren erhielten mindestens 1000 mg am Tag durch ihre frische Kräuter- und Pflanzenkost. Im Grunde haben wir heute alle einen massiven Vitamin C-Mangel.

Vitamin C erfüllt im Körper unzählige Funktionen. Es ist wegen seiner antioxidativen Wirkung äußerst wichtig für unser Immunsystem. Es stimuliert Enzyme in der Leber und hilft so bei der Entgiftung. Es mindert das Risiko für Herz-Kreislauf-Erkrankungen, reduziert Allergien und beugt Augenerkrankungen vor. Vitamin C ist auch an der Synthese von wichtigen Neurotransmittern und Hormonen beteiligt und unterstützt den Abbau von Cholesterin.

Wie wichtig Vitamin C ist, kann man deutlich sehen, wenn man sich die durchschnittlichen Blutwerte von Menschen mit schweren Erkrankungen wie Diabetes, Arthritis, Pneumonie, Morbus Crohn, Krebs usw. anschaut. Ihre Vitamin C-Werte, wie in Studien herausgefunden wurde, sind durch die Bank weg stark erniedrigt, zum Teil sogar bis unter die Skorbut-Grenze. Da Vitamin C eine sehr breit gefächerte Wirkung hat, gibt es kaum eine Krankheit, die nicht von einer Vitamin C-Gabe profitieren kann. Doch schauen wir uns die einzelnen Schwerpunkte genauer an.

Vitamin C beugt Herz-Kreislauf-Erkrankungen vor

Vitamin C hat eine hervorragende vorbeugende Funktion bei Arteriosklerose, Da es die innerste Gefäßwand, das Endothel, schützt und das C-reaktive Protein (ein klassischer Entzündungsmarker) senkt, schützt es so effektiv vor den typischen Folgeerkrankungen Schlaganfall und Herzinfarkt. Wenn Arteriosklerose sich schon ausgebildet haben sollte, ist es besonders wichtig, viel Vitamin C einzunehmen, nämlich drei bis vier Gramm pro Tag.
Außerdem fördert Vitamin C den Abbau von Cholesterin und senkt so das Cholesterin im Blut. Gleichzeitig erhöht es das schützende HDL-Cholesterin. Hohe Vitamin C-Dosierungen wirken auch dem Verklumpen von Blutplättchen entgegen und helfen, die Blutgefäße zu entspannen. Das hilft, hohen Blutdruck zu vermeiden. In einer Studie hat die Gabe von täglich nur 500 mg Vitamin C nach bereits einem Monat eine Reduzierung des Bluthochdrucks um 9 Prozent bewirkt.

Vitamin C für ein gutes Immunsystem

Vitamin C regt die Produktion weißer Blutkörperchen an und steigert ihr Vermögen, Bakterien und Viren unschädlich zu machen. Im Vergleich mit anderen Blutzellen haben Immunzellen einen 40fach höheren Vitamin C-Gehalt. Wenn zu Beginn einer Infektion das Vitamin C schnell verbraucht ist und kein Nachschub kommt, können die Immunzellen nicht mehr optimal arbeiten. Wenn Sie merken, dass eine Erkältung naht: Nehmen Sie für die nächsten sechs Stunden jede Stunde 1000 mg Vitamin C zu sich, danach drei Mal am Tag 1000 mg. In einer Studie aus dem Jahr 2000 mit 263 Studenten wurde bestätigt, dass die Erkältungssymptome um 85 % gegenüber der Gruppe abnahmen, die nur einmal am Tag 1000 mg zu sich nahm. Da sich der Vitamin C-Bedarf in den Immunzellen bei einer Virusinfektion vervielfacht, sind ein oder zwei Gramm Vitamin C am Tag viel zu wenig, um gegen eine Infektion anzugehen. Zusätzlich hohe Dosen an Zink einzunehmen ist bei Erkältungen ebenfalls empfehlenswert.

Vitamin C bei Allergien

Allergiker haben häufig geringe Vitamin C-Werte. Genügend Vitamin C hilft, das entzündungsfördernd wirkende Histamin zu senken. Bei Asthma, allergischem Schnupfen und Neurodermitis kann die regelmäßige Vitamin C-Gabe die Histaminwerte bedeutend senken und die Symptome lindern.

Vitamin C bei Diabetes

Diabetiker haben durch ihren hohen Blutzucker, der sich mit Proteinen und Fetten verbindet und die Gefäße verstopft, eine erhöhte Gefahr an Schlaganfällen und Infarkten. Diese klebrigen Verbindungen, die man AGEs nennt, können durch die Einnahme von täglich 1 g Vitamin C um ein Drittel reduziert werden (Studie). Mit mehr Vitamin C vermutlich noch mehr.

Vitamin C bei Gicht

Eine Meta-Analyse von mehr als 2000 Studien zeigt, dass die Gabe von 500 mg Vitamin C am Tag die Harnsäure im Blut deutlich reduziert. Jeder Gichtkranke sollte Vitamin C zur Prophylaxe und zur Therapie einnehmen.

Vitamin C bei psychischen Problemen

Da Vitamin C an der Produktion von Neurotransmittern wie Adrenalin, Noradrenalin und Serotonin beteiligt ist, kann die Einnahme für Menschen mit psychischen Störungen wie z.B. Depressionen sehr hilfreich sein. Vitamin C hilft auch bei Abgeschlagenheit, Müdigkeit und Energielosigkeit.

Vitamin C bei Krebs

Vitamin C hat eine zentrale Rolle bei der Abwehr freier Radikale und somit bei der Vermeidung schädlicher Oxidation in den Zellen. So wirkt Vitamin C zusammen mit seiner entgiftenden Wirkung krebsverhindernd. Studien zeigen einen deutlichen Zusammenhang zwischen niedrigen Vitamin C-Werten und dem Auftreten von Krebs.

Der Wirkungsmechanismus von Vitamin C bei Krebszellen ist inzwischen sehr gut erforscht und sein Nutzen bei allen Tumorerkrankungen unbestritten.

Sauerstoffmangel in Krebszellen macht die Zellen aggressiv. Vitamin C kann den beteiligten HIF (Hypoxie-induzierter Faktor) fast völlig unterdrücken, was die Lebenserwartung drastisch erhöht. Zudem löst Vitamin C in höheren Dosen die Selbstauflösung (Autophagie) von Krebszellen aus. Zur Therapie bei bestehenden Krebs reicht die orale Zufuhr in der Regel nicht aus; das Vitamin C wird meist hochdosiert als Infusion gegeben, Zur Prävention vor Krebs genügt es meist, Vitamin C oral einzunehmen.

Wer sich noch mehr über Vitamin C und Krebs informieren möchte, kann auf die sehr empfehlenswerte Seite von Dr. Retzek, einen Allgemeinarzt aus Österreich, gehen: www.homeopathy.at/vitamin-c. Hier finden Sie zahlreiche Studien und Zusammenhänge zu verschiedensten Themen, sehr viel zu Vitamin C und Krebs.

Vitamin C bei weiteren Beschwerden

Vitamin C vermindert die Aufnahme von Schwermetallen im Körper. Wenn Raucher regelmäßig 1000 mg Vitamin C einnehmen, konnten ihre Bleiwerte um 80 Prozent gesenkt werden. Auch Alkoholiker profitieren von Vitamin C, da es die Leber ein Stück weit vor dem Alkohol schützt.

Vitamin C erhöht die Aufnahme von Eisen im Körper. Zudem sorgt genügend Vitamin C für eine bessere Carnitin-Produktion. Carnitin ist ein Eiweißmolekül, das für eine gute Energieumwandlung in den Mitochondrien sorgt. Zu wenig Carnitin macht müde und schlapp und verhindert das Abnehmen.

Vitamin C vermindert einen erhöhten Innendruck im Auge beim grünen Star und reduziert das Voranschreiten des grauen Stars.

Besonders viel Vitamin C findet sich auch in Wunden, wo es zur Neubildung von Kollagenfasern benötigt wird. Je höher die Vitamin C-Werte sind, um so besser heilen Wunden. Zudem vermindert Vitamin C Zahnfleischbluten und -entzündungen.

Bei Untersuchungen fand sich eine klare Korrelation zwischen Magenbeschwerden und Vitamin C-Mangel. Die vierwöchige Zufuhr von Vitamin C konnte in einer Studie 30 Prozent der Magengeschwüre ausheilen.

Ich könnte noch eine ganze Weile mit all den positiven Auswirkungen von Vitamin C weiter machen, doch ich denke, dass es klar geworden ist, was für einen extrem hilfreichen Stoff wir hier haben und wie wichtig es ist, auf eine gute Zufuhr von Vitamin C zu achten!

So bekommen wir genügend Vitamin C

Da Vitamin C wasserlöslich ist, kann der menschliche Körper es bei Bedarf schnell wieder über den Urin loswerden. Und tatsächlich wird immer ein Teil des Vitamin C im Urin landen. Doch je mehr man einnimmt, um so größer ist die tatsächliche Dosis, die vom Körper aufgenommen wird.
Die Kehrseite der Wasserlöslichkeit, die Vitamin C so sicher für uns macht, ist wiederum, dass es nur für wenige Wochen im Körper gespeichert werden kann, bevor die Speicher leer sind. Das mussten in den vergangenen Jahrhunderten Abertausende von Seefahrern leidvoll erfahren, die an Skorbut litten und oft einen qualvollen Tod starben.

Vitamin C ist äußerst sicher und wird auch in sehr hohen Dosen von 10 bis 15 g täglich sehr gut vertragen. Es kann höchstens zu Durchfall (ab ca. 4 g am Tag), Magenschmerzen und Sodbrennen kommen. Diese Magenschmerzen kommen daher, dass das Vitamin C bei empfindlichen Menschen die Magenschleimhaut angreifen kann. Tatsächlich kenne ich aber viele Menschen, die Vitamin C auch nüchtern gut vertragen. Wenn das nicht der Fall sein sollte, kann man es auch direkt nach einer Mahlzeit einnehmen. Oder zu einem Retard-Präparat greifen, dass erst verzögert im Dünndarm aktiv wird, wo das Vitamin C aufgenommen wird.
Da es in dieser Frage in der Vergangenheit manchmal zu Unsicherheiten kam: es wurde gut untersucht, dass auch bei hohen Dosen Vitamin C keine Gefahr für eine erhöhte Bildung von Oxalat-Nierensteinen besteht.

In der Regel wird Vitamin C oral eingenommen. Einmal am Tag ist schon nicht schlecht, aber erst eine mehrmalige Einnahme täglich – drei Mal ist optimal – stellt wirklich sicher, dass Sie immer gut mit Vitamin C versorgt sind. Bei schweren Krankheiten und großem Mangel bringt auch die Gabe von Vitamin C per Infusion sehr gute Erfolge. Die Erfahrung hat gezeigt, dass diese hochdosierten Infusionen sehr gut vertragen werden. Sie gehören zum Standard-Repertoire der meisten alternativen Ärzte.

Ich empfehle langfristig zwei bis drei g Vitamin C am Tag. Kurzfristig, z.B. bei Infekten, können Sie noch mehr nehmen. Wenn Sie zu der Gruppe gehören, die einen erhöhten Bedarf hat (siehe nächste Seite), nehmen Sie die höhere Dosis ein. Bei schweren Erkrankungen kann sogar noch mehr Vitamin C sinnvoll sein, das dann allerdings als Infusion gegeben wird.

Die Grunddosierung von zwei bis drei Gramm Vitamin C täglich ist auch die Menge, die geschätzt der Körper selbst bilden würde, wenn er nicht im Laufe der Evolution die Fähigkeit verloren hätte, selbst Vitamin C zu synthetisieren. Die Gesundheitsinstitionen weltweit empfehlen weit geringere Mengen die sich ursprünglich nur an der Vitamin C-Gabe orientierten, mit der man Skorbut gerade noch verhindern kann. Aber das knappe Vorbeischrammen an einer so schweren Mangelerkrankung stellt noch nicht sicher, dass alle Stoffwechselprozesse im Körper optimal laufen. Tun Sie sich den Gefallen und nehmen Sie täglich viel Vitamin C! Das macht erwiesenermaßen langfristig einen riesigen Unterschied für Ihre Gesundheit und Ihre Lebenserwartung.

Übrigens: Studien, die immer wieder durch das Internet geistern, in denen man angeblich herausgefunden hat, dass Vitamin C keine große Auswirkung auf die Gesundheit hat, sind in der Regel von Pharmafirmen bezahlt und haben in ihren Studien viel zu geringe Mengen verwendet. Wenn man die Wirkung von Vitamin C auf Infekte untersuchen möchte und eine tägliche Dosis von 300 mg Vitamin C ansetzt, wird das natürlich nicht viel bringen. Die Schlussfolgerung ist dann natürlich im Sinne des Auftraggebers!

Natürliches Vitamin C z.B. aus Acerola-Pulver ist empfehlenswert und man kann es gut täglich einnehmen, aber man müsste sich mit ziemlich vielen Eßlöffeln Pulver versorgen, damit man eine gute Dosis Vitamin C bekommt. Das Argument gegen hergestelltes Vitamin C ist, dass es als Einzelvitamin nicht den positiven Effekt bewirken kann wie im Verbund mit anderen Antioxidantien und dass es weniger gut aufgenommen wird. Nehmen Sie deshalb gerne einen Teil natürliches Vitamin C und ergänzen Sie den Rest Ihres Bedarfs durch Vitamin C-Präparate, die Sie zusammen mit anderen Antioxidantien wie Vitamin E oder OPC einnehmen. OPC vervielfacht die Aufnahme von Vitamin C, deshalb sollten Sie die beiden immer zusammen einnehmen. Oder schlucken Sie Ihr Vitamin C, nachdem Sie frisches Obst oder Gemüse gegessen haben; ein bisschen was an Antioxidantien ist ja durchaus noch enthalten. Häufig sind dem Pulver oder den Kapseln schon verschiedene Antioxidantien beigefügt.
Ein Retard-Präparat mit verzögerter Wirkung ist nicht nur wegen des Magens empfehlenswert, sondern auch, weil so die doppelte Menge an Vitamin C resorbiert wird.
Denken Sie daran, dass Vitamin C vor allem langfristig für Sie wirkt und Sie nicht unbedingt sofort einen großen Effekt merken werden. Sie werden fitter sein und weniger Erkältungen bekommen, aber der große Nutzen von Vitamin C zeigt sich vor allem während der nächsten Jahre und Jahrzehnte, wenn Sie von allerlei Beschwerden und Krankheiten verschont bleiben.

Wer hat einen erhöhten Vitamin C-Bedarf?

Kranke haben einen massiv erhöhten Bedarf; je kränker jemand ist, um so mehr benötigt er Vitamin C. Hier sind vor allem Darmkranke (die Resorption kann gestört sein) und Dialysepatienten betroffen. Bei der Einnahme von Medikamenten wie Kortison, Aspirin, östrogenhaltigen Mitteln und Protonenpumpen-Hemmer ist der Bedarf ebenfalls erhöht. Wer noch? Schwangere, Stillende, Kinder und Sportler. Zudem Alkoholiker, Vielflieger und Personal in Röntgen- und Bestrahlungseinrichtungen. Raucher benötigen mehr als die doppelte Menge, da das Vitamin C schneller abgebaut wird. Menschen ab ungefähr 60 Jahren haben ebenfalls eine doppelten Bedarf an Vitamin C. Auch bei Stress, unter dem jeder Zweite leidet und der sozusagen unsere neue Volkskrankheit geworden ist, ist der Bedarf an Vitamin C stark erhöht.

Lebensmittel mit Vitamin C

Essen Sie auch manchmal einen Apfel und denken daran, dass es Ihnen wegen der Vitamine gut tut? Kürzlich sah ich eine Sendung im Fernsehen, bei der ein Chemiker den Vitamin C-Gehalt eines Apfels maß und genau 0, also nichts, fand. Er sagte, dass das völlig normal sei bei Äpfeln, da sich der Vitamin C-Gehalt innerhalb Tage bis Wochen durch den Transport und die Lagerung verflüchtige. Bei frischen Äpfeln vom Baum ist das natürlich anders und ein Apfel enthält auch andere gute Stoffe, die wir brauchen. Ein bisschen desillusionierend ist es trotzdem!

Wenn Sie wenigstens etwas Vitamin C über Ihre Nahrung aufnehmen möchten, stellen Sie sicher, dass Sie regelmäßig viel frisches rohes Obst, rohes Gemüse und Kräuter essen. Beim Kochen geht durch seine Wasserlöslichkeit das meiste Vitamin C verloren. Die folgenden Nahrungsmittel enthalten besonders viel Vitamin C: Acerola, Hagebutte, Sanddorn, Camu Camu, Beeren allgemein und im besonderen schwarze Johannisbeeren, Paprika, Brokkoli, alle Kohlsorten und Petersilie. Wenn es im Herbst Hagebutten gibt, ist das ein wunderbarer Vitamin C-reicher Snack, den Sie direkt vom Strauch pflücken und knabbern können (vorher die

Kerne entfernen). Trotz der Vielzahl an Nahrungsmitteln, in denen Vitamin C enthalten ist, ist doch durch eine Vielzahl von Faktoren der Gehalt zu gering für unsere Bedürfnisse. Wir kommen ohne zusätzliches Vitamin C nicht aus, wenn wir uns richtig gut fühlen möchten.

Erfahrungsberichte

Keine Erkältung mehr mit Vitamin C

„Seit Jahren hat mich jedes Jahr die winterliche Erkältungswelle drangekriegt. In der Regel hatte ich im Winter zwei bis drei Erkältungen, die zum Teil bis drei Wochen dauerten, und auch im Sommer blieb ich davon nicht verschont. Im Moment fallen um mich herum wieder alle um wie Fliegen :-), nur ich nicht! Seitdem ich Vitamin C und Zink nehme (ein Jahr jetzt), bin ich gesund geblieben! Ich nehme es allerdings auch in einer hohen Dosierung von 1 bis 2 g am Tag. Insgesamt bin ich auch etwas fitter geworden."

Daniel

Wirkt Wunder bei Blasenentzündung

„Ich habe in meinem Leben schon häufig Blasenentzündungen gehabt, wirklich lästig! Wenn ich jetzt die typischen Anzeichen bemerke, dass wieder etwas im Anmarsch ist, nehme ich sofort mehrere Gramm Vitamin C. Ich weiß, dass das eine Überdosierung ist, aber mein Arzt hat mir versichert, dass das nicht schädlich sei. Bei mir hilft es jedenfalls. Es kam bislang immer nur zu den Anfangssymptomen und klang dann wieder ab. Ich bin also froh, Vitamin C gefunden zu haben."

Christine, 52 Jahre

MSM – Schwefel

Neben Magnesium, Calcium, Kalium und anderen Elementen gehört MSM (Methyl-Sulfonyl-Methan) oder Schwefel zu den wichtigsten und häufigsten Elementen in unserem Körper. Es sind ungefähr 150 Gramm Schwefel in unserem Körper vorhanden.
Schwefel ist hauptsächlich im Gewebe gebunden – eine hohe Konzentration findet sich in Nägeln, Haaren und Knorpeln – und so hat eine Messung im Blut nur eine eingeschränkte Aussagekraft.
In Deutschland ist MSM, im Gegensatz zu den USA, wo es von Ärzten und Naturheilkundigen viel verschrieben wird, noch wenig bekannt. Doch das Interesse der Menschen an dem hilfreichen Stoff, den man so vielseitig einsetzen kann, steigt unaufhaltsam. Kein Wunder, denn MSM ist ein richtiger Allrounder, den man bei vielerlei Beschwerden einsetzen kann.
DMSO ist ebenfalls wie MSM eine organische Schwefelverbindung und eng mit MSM verwandt. Es hat zum Teil eine ähnliche Wirkung auf den Organismus, aber es gibt auch einige deutliche Unterschiede. Weiter hinten im Buch werde ich gesondert auf DMSO und seine besonderen Eigenschaften eingehen.

Schwefel ist unverzichtbar für den Menschen und dient als Baustoff für Kollagen, einem wichtigen Bestandteil des Bindegewebes. Es ist reichlich in Haaren, Nägeln und Knorpeln enthalten. Es wird für die Funktion von Hormonen und Enzymen gebraucht und ist immens wichtig für den Eiweißstoffwechsel und für ein funktionierendes Immunsystem.
Schwefel erhöht auch die Durchlässigkeit der Zellmembranen, was zu einer verbesserten Nährstoffaufnahme in die Zellen und auch zu einem verbesserten Abtransport von Abbauprodukten aus den Zellen führt. Damit wirkt Schwefel hervorragend entgiftend.

Da die Ansammlung von Giften im Körper als eine der Hauptursachen für die Entstehung von vielen Krankheiten wie Krebs, Alzheimer und anderen gilt, ist das eine hervorragende Eigenschaft. Schwefel fördert auch ein gesundes Sauerstoff-Gleichgewicht im Gehirn, verbessert die Durchblutung und sorgt auf diese Weise für eine bessere Konzentration und geistige Wachheit.

Die Hauptanwendungen von MSM sind Entzündungen, Schmerzen und Allergien, also Gebiete, in denen jeder von uns hin und wieder Hilfe benötigt. Da es quasi nicht überdosiert werden kann und somit sehr sicher ist und sich in so vielen Bereichen als hilfreich erweist, gehört MSM in jede Hausapotheke und meiner Meinung nach zu den Nahrungsergänzungsmitteln, die man dauerhaft einnehmen sollte.

Die Symptome eines Schwefel-Mangels

Ein Mangel an Schwefel macht sich vor allem in folgenden Symptomen bemerkbar:

- Gelenkbeschwerden wie Arthritis oder Arthrose
- Durchblutungsstörungen
- trockenes Haar oder Haarausfall
- schlaffes Bindegewebe, brüchige Fingernägel
- grauer Star
- Probleme mit der Leber
- Stimmungsschwankungen, Depressionen und Ängste

Da MSM aber auf vielerlei Enzyme und Hormone einwirkt, kann es abgesehen von den beschriebenen Symptomen noch weitere

Beschwerden geben, die mit dem Immunsystem oder Hormonsystem zu tun haben.

Schwefel im Essen

Schwefel findet sich vor allem in vitalstoffreicher frischer Nahrung wie grünen Blättern, Algen und verschiedenen Gemüsesorten und Früchten und in geringerem Maße in rohem Fleisch und Fisch. Die entzündungshemmende Wirkung von Zwiebeln, Knoblauch und Bärlauch liegt vor allem an ihrem hohen Schwefelgehalt.

Durch Lagerung, Erhitzen und Trocknen wird allerdings der Gehalt an Schwefel immer geringer, bis nach zwei bis drei Tagen kaum noch etwas davon in der Nahrung zu finden ist. Wenn man kaum frische Rohkost zu sich nimmt, ist der Mangel an Schwefel mit seinen gesundheitlichen Folgen unaufhaltsam. Ein weiterer Grund für unseren Schwefelmangel ist die Umstellung beim Düngen der Felder von schwefelhaltigem Mist zu modernen Düngemitteln, die keinen Schwefel enthalten.

MSM hilft wirksam bei Entzündungen, Schmerzen und Allergien

MSM bei chronischen Schmerzen, Entzündungen, Arthrose und Arthritis

Mehrere Millionen Menschen in Deutschland leiden an chronischen Schmerzerkrankungen, die ganz verschiedene Ursachen haben können. Doch allen gemein ist, dass der Schmerz auf Dauer die Seele zermürbt und die Lebensqualität der betroffenen Menschen sehr einschränkt, bis hin zu dem, dass kein gesunder Schlaf mehr möglich ist.

Leider weisen viele Schmerzmittel umfangreiche Nebenwirkungen auf, die die Menschen zusätzlich quälen. Da ist MSM eine wunderbare Alternative. MSM senkt Schmerzen häufig genauso gut wie konventionelle Schmerzmittel und wirkt zusätzlich auch entzündungshemmend. Man kann Schwefel auch problemlos mit einem Schmerzmittel kombinieren. Allerdings dauert es in der Regel nicht Stunden, sondern eher Tage und manchmal Wochen, bis die schmerzlindernde Wirkung eintritt. Da MSM keine Nebenwirkungen hat und sehr gut hilft, sollte seine Anwendung bei Schmerzen Standardtherapie werden.

Wie genau wirkt MSM schmerzlindernd? Schwefel bindet und transportiert Gewebsflüssigkeit ab und wirkt so abschwellend. Es unterdrückt bei Entzündungen die Bildung von den sogenannten Fibroblasten, die zu einer starken Schwellung führen und verbessert die Wirkung von Kortison und anderer körpereigener entzündungshemmender Hormone. MSM unterdrückt die Schmerzleitung in Nervenfasern und erhöht die Durchlässigkeit im Gewebe für körpereigene schmerzhemmende Substanzen.

Bei chronischen oder akuten Rückenbeschwerden, ob sie von Bandscheibenproblemen, Überdehnung der Bänder, Verrenkungen der Wirbel oder Muskelverspannungen herrühren, hilft MSM zuverlässig und anhaltend.

Eine sehr interessante Studie veröffentlichte der Direktor der Schmerzklinik in Portland im Jahre 1999. Professor Stanley W. Jacob, auch einer der Pioniere mit DMSO, behandelte über 20 Jahre hinweg ungefähr 18.000 Schmerzpatienten mit regelmäßigen MSM-Gaben. Das Ergebnis war geradezu sensationell: 70 Prozent der Patienten hatte deutlich geringere Schmerzen oder wurden vollständig schmerzfrei. Das ist vor allem auch bemerkenswert, da es offensichtlich Patienten mit andauernden starken Schmerzen waren, sonst hätten sie keine Hilfe in einer Schmerzklinik gesucht.

Die Arthrose ist die häufigste chronische Schmerzerkrankung in Deutschland. Die Ursache ist der Verschleiß von Knorpeln sowie allgemein der Alterungsprozess. Wenn das arthrotische Gelenk zu sehr belastet wird, kann sich das Gelenk entzünden und man spricht von Arthritis. Dabei wird das kollagene Gewebe der Gelenke vom eigenen Immunsystem geschädigt. In den entzündeten Gelenken finden sich auch niedrigere Schwefelkonzentrationen als in den gesunden Gelenken.

Es gibt zahlreiche Studien, die zeigen, dass MSM Schmerzen, Entzündungen und Schwellungen an Gelenken wieder rückgängig machen kann. Auch Versteifungen an Gelenken verbesserten sich in den Studien deutlich. Schwefel entspannt verspannte Muskulatur und erhöht die Durchblutung. Es wirkt intensiv schmerz- und entzündungshemmend.

Bei Arthrose und Arthritis verspricht die Einnahme von MSM zusammen mit Glukosamin einen noch größeren Erfolg als die Einnahme von MSM alleine.

Nicht nur bei Gelenkentzündungen, auch bei allen sonstigen Entzündungen im Körper wie Parodontose oder Blasenentzündung ist MSM ein hilfreicher Stoff.

MSM bei Fibromyalgie

Die Fibromyalgie wurde früher auch Weichteilrheumatismus genannt und bezeichnet chronische Schmerzen in Muskeln und Sehnen und generell im Gewebe. Zudem sind die Betroffenen oft müde und abgeschlagen und leiden an Kopfschmerzen und Gefühlsstörungen an den Fingern.

Die Ursache der Fibromyalgie ist nicht abschließend geklärt. Schwefel ist eines der wenigen nebenwirkungsfreien Mittel, das mit seiner schmerzlindernden Wirkung gut bei Fibromyalgie hilft.

MSM bei Autoimmunerkrankungen

In der Regel kann das Immunsystem des Menschen sehr gut zwischen körpereigenen und fremden Stoffen unterscheiden. Bei Autoimmunerkrankungen hat der Körper diese Unterscheidungskraft verloren und bildet Antikörper gegen das eigenes Gewebe. Diese Autoaggression kann durch Medikamente oder Mikroorganismen oder auch durch psychische Prozesse ausgelöst werden, aber oft weiß man einfach nicht, was zur Ausbildung dieser Überreaktion geführt hat.

Zu den Autoimmunerkrankungen gehören so schwere Erkrankungen wie Lupus erythematodes, Morbus Crohn, Typ-1-Diabetes oder Sklerodermie.

In der Regel kann MSM bei diesen Krankheiten nicht zur vollständigen Heilung führen, sondern in vielen Fällen die Symptome abmildern und für weniger Schmerzen sorgen. Da MSM keine Nebenwirkungen hat, ist die zusätzliche Gabe von Schwefel auf jeden Fall einen Versuch wert.

Bei Hashimoto, eine Autoimmunerkrankung der Schilddrüse, hilft MSM gut und wird auch häufig verwendet.

MSM bei Allergien

Allergien haben in den vergangenen Jahren stark zugenommen. Viele Menschen profitieren von Schwefel bei Heuschnupfen, Hausstauballergie oder anderen Allergien. Die Allergie bessert sich oder verschwindet nach wenigen Wochen ganz. MSM hemmt die Histaminfreisetzung und bindet sich an die Schleimhäute, so dass eine Schutzschicht zwischen der Haut und dem Allergen entsteht. Vielen Studien zufolge wird die Histaminfreisetzung mit MSM genauso gut gehemmt wie mit herkömmlichen Antihistaminika.

MSM für den Magen-Darm-Trakt

Schwefel hilft auch bei den meisten Beschwerden des Magen-Darm-Trakts. Bei chronischer Verstopfung hilft MSM in der Regel relativ schnell, und auch bei Schleimhautreizungen und Symptomen wie Völlegefühl, Sodbrennen und leichten Krämpfen im Magen- oder Darmbereich führt die Einnahme von Schwefel meist zu einer Besserung. Dass auch bei ernsteren Krankheiten der Verdauungsorgane wie Colitis Ulcerosa gute Ergebnisse mit MSM erzielt werden, habe ich schon erwähnt.

Weitere Beschwerden

Da MSM ein wahrer Tausendsassa unter den Nahrungsergänzungsmitteln ist, gibt es noch zahlreiche weitere Beschwerden, bei denen es hilfreich ist.

Bei Sportverletzungen wie Verspannungen, Zerrungen oder anderen Verletzungen ist MSM mit DMSO zusammen eines der ersten Mittel der Wahl. Auch bei Sehnen- oder Sehnenscheidenentzündungen hilft Schwefel mit seiner entzündungshemmenden Wirkung.

Äußerlich wurde MSM mit großem Erfolg bei Fußpilz angewandt. Auch bei Quetschungen, Krampfadern, Psoriasis, Ekzemen oder Verbrennungen beschleunigt es die Heilung beträchtlich.

MSM und Krebs

Vielversprechend ist die Forschung, wenn es zu MSM und dem Thema Krebs kommt. In Tierversuchen mit Ratten konnte nachgewiesen werden, dass die Einnahme von MSM den Ausbruch von Brustkrebs verzögert. Tiere, die MSM erhielten, bildeten die ersten Tumorzellen 130 Tage später als die Kontrollgruppe.

In einer Studie von Eun Joung Lim und anderen Wissenschaftlern aus Südkorea (2012) wird MSM höchstes Heilpotential sogar bei tripple-negativem Brustkrebs zugeordnet, eine Brustkrebsart, die

besonders schwer zu therapieren gilt. Durch MSM-Gabe kam es zu einer massiven Hemmung des Brustkrebswachstums bei den Versuchsratten. Versuche mit Darmkrebs bei Ratten haben ähnliche Heilerfolge ergeben.
Ein Forschungsbericht von 2010 von der Universität aus Connecticut legt dar, dass nach ausführlichen Versuchen mit Melanomzellen (Melanome gehören zu den aggressivsten Krebsarten), die MSM ausgesetzt wurden, diese ihre tödlichen Eigenschaften verloren.
Die Ergebnisse waren, dass MSM das Auswandern von Melanomzellen in das Zwischengewebe verhinderte, zu einer Kontaktsperre metastasierender Melanomzellen führte, eine Zellwucherung und die DNS-Synthese in Melanomzellen verhinderte und die Wundheilung beschleunigte.
Die Wissenschaftler kamen zum Schluss, dass es so aussah, als würde MSM die metastasierenden Zellen wieder in normale Pigmentzellen zurück verwandeln.
Das sind sehr vielversprechende Studienergebnisse. Ich bin gespannt, was die Forschung zu MSM und Krebs noch weiter an Erkenntnissen hervorbringen wird.
Zu den Versuchen mit Ratten möchte ich noch sagen, dass ich grundsätzlich gegen Tierversuche bin und gerade die Versuche mit den genetisch manipulierten „Krebsratten“ grausam und unethisch finde. Doch da sie nun schon mal Versuchsergebnisse gebracht haben, füge ich sie hier ein. Allerdings denke ich, es gibt mit unseren heutigen Mitteln genügend andere Möglichkeiten, gute Forschung zu betreiben.

MSM zur Entgiftung

Wir sind unser Leben lang allen möglichen Giften ausgesetzt. Von Schwermetallen wie Blei, Aluminium, Quecksilber aus Amalgam oder chemischen Verbindungen aus unseren Putzmitteln bis hin

zu künstlichen Zusatzstoffen in unserer Nahrung. Zudem belasten wir unseren Körper mit leeren Kohlenhydraten wie Zucker und Weißmehl, die er nur schwer verarbeiten kann. Das ist der Grund, warum wir meist kontinuierlich Abbauprodukte in unserem Gewebe einlagern, die mit der Zeit unsere Energie und unsere Leistungsfähigkeit vermindern.
Wenn man entgiftet, lösen sich die verschiedenen Stoffe wie Schwermetalle oder Abbauprodukte unserer denaturierten Nahrung aus dem Gewebe, gehen ins Blut und können so über die Nieren, den Darm und über die Haut ausgeschieden werden. Das führt zu einem ganz allgemein besseren Wohlbefinden und der Linderung oder Heilung vieler Beschwerden.

MSM hat eine stark entgiftende Wirkung, was der Hauptgrund ist, warum man mit einer kleinen Dosis anfangen und sie nur langsam steigern sollte. Bei ungefähr 20 % aller Menschen kann es zu Beginn der Einnahme zu Entgiftungssymptomen kommen.
Es kann zu Magen-Darm-Problemen, häufigem Stuhlgang, Kopfweh, Reizbarkeit, Müdigkeit und Abgeschlagenheit kommen. In diesem Fall reduzieren Sie die MSM-Menge auf die Hälfte oder auf ein Viertel. Gönnen Sie sich viel Ruhe und unterstützen Sie die Entgiftung, indem Sie viel Wasser trinken (drei Liter am Tag) und eventuell Basenbäder oder Einläufe machen und möglichst naturnahe Nahrung zu sich nehmen.
Im Grunde ist der Prozess einer Fastenkur ähnlich: erst fühlen Sie sich müde und kränklich, um danach eine um so größere Energie und Wachheit zu haben. Je mehr Entgiftungssymptome Sie haben, um so mehr Toxine haben Sie auch im Körper und um so nötiger brauchen Sie die Entgiftung.
Verringern Sie also die Dosis, wenn die Beschwerden zu heftig werden sollten, aber setzen Sie das MSM nicht ganz ab. Sonst wäre der Prozess der Entgiftung erst einmal unterbrochen, und

das wäre schade. Die Symptome der Entgiftung sollten mit der halben oder viertel Dosis MSM geringer werden und dann schnell abklingen. Dann können Sie wieder vorsichtig die Dosis an Schwefel erhöhen.
Das heißt nicht, dass MSM bei Menschen, die keine Entgiftungssymptome haben, nicht entgiftend wirkt, sondern dass die Reinigung leichter und unbemerkter vor sich geht und der Organismus wahrscheinlich auch weniger belastet sind.

MSM für mehr Energie und Schönheit

Schwefel hilft bei einer reibungslosen Energieproduktion und erhöht so den Energielevel. Manche Menschen bekommen sogar sofort nach der Einnahme einen Energieschub. Viele Menschen berichten auch, dass sie sich länger konzentrieren können und sich wacher und klarer fühlen. Das ist nicht verwunderlich, da Schwefel auch für den Aufbau von Neurotransmittern benötigt wird. So wird mit Schwefel auch eine bessere Gehirnfunktion gefördert.

Schwefel ist auch ein wichtiger Bestandteil des Proteins Keratin, aus dem hauptsächlich unsere Haare und unsere Nägel bestehen. Des weiteren gibt es zwei weitere Proteine, das Kollagen und das Elastin, die beide sehr wichtig für eine schöne elastische Haut und ein straffes Bindegewebe sind und unter anderem ebenfalls aus Schwefel bestehen.
Ohne Schwefel verliert die Haut ihre Elastizität, wird faltiger und sieht älter aus. Die Nägel werden brüchig und die Haare spröde und glanzlos. Schwefel hilft bei all diesen Symptomen und wird deswegen zu Recht als das Element der Schönheit bezeichnet.
Es gibt zahlreiche begeisterte Menschen, die über das Wachsen von längerem glänzendem Haar, schönerer Haut und starken schönen Fingernägeln berichten. Mir hat sogar einmal jemand

berichtet, dass seiner betagten weißhaarigen Mutter nach der Einnahme von MSM plötzlich wieder vereinzelt schwarze Haare auf dem Kopf sprossen. Das geschieht nicht über Nacht, aber nach mehreren Wochen sollten Sie einen Unterschied merken.

MSM für Pferde, Hunde und Katzen

Es ist schon lange üblich, Pferde mit MSM und DMSO zu behandeln, und dies mit sehr guten Erfolgen. Auch bei Hunden und Katzen ist die Behandlung mit MSM erfolgsversprechend, aber noch nicht so verbreitet. Ich habe selbst keine Erfahrung mit MSM bei Tieren, man hat mir aber über gute Erfolge bei Gelenkproblemen und Hautproblemen bei Hunden erzählt. Züchter geben es ihren Hunden gerne, damit diese ein schönes glänzendes Fell bekommen. Fangen Sie wie bei sich mit einer geringen Dosierung an. Am besten mischen Sie den Schwefel unter das tägliche Futter.

Praktische Tipps zur Einnahme von MSM

Zum Glück ist das kristalline, weiße und geruchlose Pulver MSM eine günstige und leicht erhältliche Nahrungsergänzung, die man als Pulver oder in Kapseln abgefüllt kaufen kann. Ich empfehle Ihnen, das Pulver zu kaufen. So ist es vielfach günstiger als die Kapseln, es bietet Ihnen mehr Freiheiten bei der Dosierung und Sie nehmen keinen unerwünschten Füllstoffe ein. Ein Kilo MSM kostet ungefähr 15 Euro, was meist für mehrere Monate ausreicht. Es gibt bei MSM nicht unbedingt die Standarddosierung, da es einen großen Unterschied macht, ob Sie es nur als Vorbeugung in geringer Menge oder als Therapie bei chronischen Krankheiten anwenden. Zudem metabolisiert jeder Mensch MSM anders, und selbst bei identischen Krankheitsbildern kann der eine eine sehr gute Wirkung mit 1 Gramm MSM erfahren, der andere aber erst mit der dreifachen oder zehnfachen Menge.

Die Grunddosierung

Allgemein zur Gesunderhaltung empfehlen die meisten Therapeuten ein bis zwei Gramm MSM täglich. Das ist ungefähr eine kleine Messerspitze. Ein nicht gehäufter Teelöffel Schwefel entspricht fünf Gramm MSM. So können Sie – zwar nicht sehr genau, aber einigermaßen – die Dosierung bestimmen. Wenn Sie es ganz genau wissen wollen, können Sie auch eine sehr feine Waage zum Abwiegen benutzen.

Fangen Sie die MSM-Einnahme mit nur einem halben Gramm an. Denn obwohl MSM keine Nebenwirkungen kennt und es als ein sehr sicheres Nahrungsergänzungsmittel gilt, gibt es doch immer wieder Menschen, die empfindlich reagieren und auf MSM leicht mit Aufstoßen und Blähungen reagieren. Zudem halten Sie so die möglicherweise auftretenden Entgiftungssymptome in Schach. Bei einem halben Gramm sollten keine Nebenwirkungen oder Entgiftungssymptome auftreten. Am folgenden Tag können Sie dann ein Gramm nehmen, am dritten Tag 1,5 Gramm und am vierten Tag zwei Gramm. Wenn Sie keine besonderen gesundheitlichen Probleme haben, können Sie dann bei dieser Dosierung bleiben.

Am besten teilen Sie diese tägliche Dosis in zwei Einzelgaben morgens und abends auf, aber auch nur eine tägliche Einnahme hat ihre Wirkung.

Lösen Sie den Schwefel, der leicht bitter schmeckt, in Wasser oder Fruchtsaft auf. In Grapefruitsaft schmeckt es sogar ganz gut, da es sich mit dem bitteren Geschmack der Grapefruit verbindet. Nehmen Sie den Schwefel am Abend nicht zu spät ein, da manche Menschen davon unmittelbar mehr Energie haben.

Wenn Sie ansonsten gesund sind, werden Sie durch MSM vor allem merken, wie Ihre Haare dichter werden und schneller wachsen, Ihre Nägel stark und fest sind, Sie eine weiche und schöne Haut haben und Sie allgemein mehr Energie besitzen.
Ein Nebeneffekt scheint es mit MSM allerdings doch zu geben: sehr lebhafte intensive Träume. Das scheint aber nach einiger Zeit wieder zu vergehen. Und nein – Alpträume werden dadurch nicht verstärkt.

Die therapeutische Dosis

Wenn Sie an Beschwerden oder chronischen Krankheiten leiden, fangen Sie ebenfalls mit einer geringen Menge an und steigern diese, bis Sie eine wirksame therapeutische Dosis haben, d.h. Sie merken, wie Ihre Beschwerden besser werden.
Für manche Menschen bedeutet das, dass sie bis zu 10 Gramm täglich MSM einnehmen müssen, um eine wirkliche Linderung zu erfahren. Das ist kein Problem, da überschüssiges MSM leicht wieder über die Niere und den Darm ausgeschieden wird. Auch hier gilt: am besten zwei Mal am Tag einnehmen, da der Körper es so besser nutzen kann.
Doch auch mit nur einem Gramm am Tag berichten viele Menschen, dass ihre Entzündungen oder chronischen Schmerzen besser werden.
Wenn Sie bei vier Gramm MSM täglich noch keine Verbesserung bemerken, erhöhen Sie die Dosis graduell, bis Ihre Beschwerden besser werden. Gehen Sie allerdings nicht über 10 Gramm am Tag hinaus.

Übrigens kann man MSM auch äußerlich anwenden, indem man den Schwefel in wenig Wasser auflöst und dann auf die Haut aufträgt. Das wird bei Hautproblemen wie Akne oder Sonnenbrand gemacht. Da wir allerdings für die äußerliche Anwendung DMSO mit einem ganz ähnlichem Wirkungsspektrum haben, halte ich dies für nicht unbedingt nötig.

Wann ist die erste Wirkung zu erwarten?

MSM ist ein Nahrungsergänzungsmittel und kein Medikament, also sollten Sie sich etwas Zeit geben, bis eine Änderung eintritt. Manche Menschen merken schon nach drei bis vier Tagen eine erste und manchmal schon eine deutliche Wirkung, doch es kann auch bis zu mehreren Wochen dauern. Nach drei Wochen sollten Sie einen ersten Effekt bemerkt haben . Wenn nicht, prüfen Sie, ob die Dosis hoch genug ist und erhöhen Sie diese langsam.

Erfahrungsberichte

Arthrose heilt ab und schönere Haare

„Mein Arzt sagte mir, dass ich Arthrose hätte und das nicht heilbar sei. Ich besorgte mir einige Bücher, änderte meine Ernährung und begann dann, MSM in Kapseln einzunehmen. Bis Ende Dezember konnte ich wegen der Schmerzen nur mühsam Treppen laufen. Ich ging den linken Fuß nach oben, dann den rechten nachziehend, es dauerte ewig. Nach sechs Wochen konnte ich erstmals wieder ganz frei, ohne mich am Geländer festzuhalten, eine Treppe hinauflaufen. Das ist unglaublich für mich und ich bin sehr dankbar dafür. Ich habe immer noch manchmal Schmerzen, aber ich bin optimistisch, dass es sich noch weiter verbessert. Zudem sind meine feinen Haare fülliger und ich meine auch dicker geworden. Meine Freundinnen staunen und nehmen jetzt selbst MSM mit großem Erfolg ein. In unserem Alter hat ja jeder etwas mit den Gelenken.“

Miriam, 62 Jahre

Asthma massiv besser

„Seit 40 Jahren habe ich Asthma und musste schon jahrelang Kortison in Tablettenform nehmen. Ein Jahr lang nehme ich jetzt Schwefel und Vitamin D als Nahrungsergänzung und die Kombination hat für mich Wunder bewirkt.

Zusammen mit weniger Konsum von Milch ist mein Asthma sofort massiv besser geworden. Früher habe ich zwei Hub Kortisonspray Foster am Tag und ein Bedarfsspray bis zu 15 Mal am Tag genommen. Heute sind es ein Hub Foster und alle zwei Tage ungefähr das Bedarfsspray. Ich fühle mich putzmunter. Weiterer Nebeneffekt: mein früherer starker Heuschnupfen ist so gut wie nicht mehr zu spüren."

Elvira, 49 Jahre

Erster Sommer ohne Heuschnupfen

„Von meinem Heilpraktiker bekam ich MSM empfohlen, ein Mittel, das er mit großem Erfolg in seiner Praxis anwendet. Eigentlich um die Entgiftung anzukurbeln, aber das Mittel hatte eine tolle Wirkung. Nach 28 Jahren habe ich den ersten heuschnupfenfreien Sommer meines Lebens genossen. Kein Augenbrennen, kein Gaumenjucken, keine laufende Nase, kein Überlegen, ob ich es wagen soll, hinaus zu gehen. Ich bin begeistert."

Nina, 44 Jahre

Schönere Haare und feste Nägel

„Mit MSM sind meine Haare und meine Nägel so schön geworden wie vor 20 Jahren. Auch mein Gesicht wirkt frischer.

Zwischendurch hatte ich mit der Einnahme geschludert und ein halbes Jahr lang nur sehr wenig MSM zu mir genommen. Schleichend hat sich der Zustand von meiner Haut, meiner Haare und vor allem meiner Nägel verschlechtert. Die Nägel sind wieder brüchig geworden. Seit vier Wochen nehme ich es wieder regelmäßig und ich kann den Unterschied schon wieder erkennen. Ich habe mir vorgenommen, jetzt dabei zu bleiben."

Tanja, 48 Jahre

Verdauungsprobleme verschwunden

Martin wusste schon gar nicht mehr, wie viele Ärzte er wegen seiner langjährigen Bauchbeschwerden aufgesucht hatte. Ein Freund empfahl ihm MSM wegen seiner Probleme. Anfänglich wurden die Krämpfe und Schmerzen im Bauch mit MSM stärker, zudem zeigte sich auch Pickelbildung, die allerdings schnell wieder verging (Entgiftungssysmptome). Er nahm trotzdem weiter MSM ein und nach wenigen Tagen wurde es immer besser und besser. Heute geht es seiner Verdauung und seinem Darm so gut wie nie.

Martin, 51 Jahre

Schmerzen am Fuß lösen sich auf

„Seit zwei Monaten benutze ich MSM und meine Schmerzen am Fuß sind weg, einfach verschwunden. Ich habe Einlagen bekommen, war bei mehreren Orthopäden usw. und es wurde trotzdem nicht besser. Da ich die Schmerzen fast ein Jahr hatte, liegt es meiner Meinung nach sehr sicher am Schwefel. Zudem habe ich schneller wachsende Haare und festere Fingernägel. Ich werde es definitiv weiter einnehmen."

Karin, 45 Jahre

Hund hat schöneres Fell und läuft besser

Ich empfahl kürzlich einer Bekannten MSM für ihren 8 Jahre alten großen Hund, der immer wieder an leichten Gelenkproblemen litt. Nach wenigen Tagen wurde mir schon berichtet, dass er besser laufen würde. Nach drei Wochen wurde mir außerdem rückgemeldet, dass er ein schöneres glänzenderes Fell bekommen hätte. Er bekommt jetzt täglich eine Messerspitze MSM ins Futter.

Omega-3-Fettsäuren

Von Omega-3-Fettsäuren haben Sie sicher schon einmal gehört. Und doch sind Sie sich vielleicht der immensen Wichtigkeit der Omega-3-Fettsäuren nicht bewusst. Unser Körper braucht diese lebenswichtigen Fettsäuren für die unterschiedlichsten Aufgaben. Eine gute Gehirnfunktion hängt unmittelbar von ihnen ab, da das Gehirn und die Zellmembranen vorwiegend aus ungesättigten Fettsäuren bestehen. Omega-3-Fettsäuren sind wichtig für den Zellstoffwechsel, die Eiweißsynthese und für die Bildung körpereigener Abwehrzellen. Sie versorgen die Gelenke mit Schmierstoff und helfen bei der Produktion von Hormonen. Sie sind sehr wichtig bei der Vermeidung von Entzündungen und bilden einen Schutz vor Infektionskrankheiten. Tatsächlich kann man die Bedeutung der Omega-3-Fettsäuren nicht genug betonen. Harward erklärte den Mangel an ihnen zur höchsten ernährungsbedingten Todesursache in den USA, noch vor den gefährlichen Transfettsäuren.

Warum haben wir zu wenig Omega-3-Fettsäuren?

Omega-3-Fettsäuren sind also äußerst wichtig für unser körperliches Wohlbefinden. Doch warum bekommen wir nicht genug über unsere Nahrung? Die meisten Nahrungsmittel mit Omega-3-Fettsäuren enthalten auch Omega-6-Fettsäuren. Dabei ist ein ausgewogenes Verhältnis der Fettsäuren von 1 : 1 bis 1 : 3 wichtig, d.h. ein Teil Omega-3 zu einem Teil (oder drei Teilen) Omega-6. Leider gibt es zunehmend einen Überschuss an Omega-6-Fettsäuren in unserer Ernährung.

Kühe zum Beispiel, die draußen auf der Weide grasen dürfen, haben in ihrer Milch ein gesundes Verhältnis von Omega-3 zu Omega-6. Das ist unserer evolutionären Entwicklung nach ideal für uns (ideal nur vom Fettsäuregehalt her, ansonsten ist Milch nicht geeignet für unsere Ernährung, aber das ist wieder ein anderes Thema). Kühe hingegen, die nur im Stall stehen und mit Getreide gefüttert werden, haben ein Verhältnis von 1 : 45 in ihrer Milch und ihrem Fleisch. Der Omega-3-Gehalt ist also abhängig von der Fütterungsweise der Kühe, und leider stehen inzwischen immer mehr Kühe im Stall und nicht auf der Weide. Da wir das nächste Glied in der Nahrungskette sind, nehmen wir viel zu wenig Omega-3 auf. Bei fast allen unseren Lebensmitteln hat sich dieser Anteil stark zum Nachteil verschoben.

Genügend Omega-3-Fettsäuren und ein ausgewogenes Verhältnis von Omega-3 zu Omega-6 gehören zu den wichtigsten präventiven medizinischen Maßnahmen, die man für sich treffen kann. Experten schätzen, dass wir nur 20 % der erforderlichen Menge an Omega-3 zu uns nehmen. Da sind Krankheiten bereits vorprogrammiert, was die Statistik ja auch deutlich zeigt.

Das Verhältnis von Omega-3 zu Omega-6 ist eines der besten voraussagenden Faktoren für das Auftreten von Herz-Kreislauf-Erkrankungen und Krebs, also den sogenannten Zivilisationskrankheiten. In Europa und den USA haben wir ein Verhältnis von 1 zu 20 zwischen Omega-3 und Omega-6, und es sterben ungefähr 40 % aller Menschen vorzeitig an Herz-Kreislauf-Erkrankungen. In Japan gibt es ein günstigeres Verhältnis zwischen den beiden Fettsäuren, daher gibt es im Vergleich zu Europa und den USA weit weniger Tote durch Herzinfarkte und Gefäßerkrankungen. In Kreta schließlich ist das Verhältnis der Fettsäuren optimal. In der Folge sterben nur 4 % der Bewohner vorzeitig an Herzinfarkten. Interessant ist auch die Tatsache, dass traditionell lebende Eskimos, die sich vorwiegend von fettem Fisch und Fleisch ernähren, so gut wie keine Herzerkrankungen kennen. Dafür haben sie ein hervorragendes Verhältnis von 1 zu 1 der beiden Fettsäuren.

Omega-3 – Der wertvolle Schmierstoff in unserem Körper

Eine große Hilfe bei Herz-Kreislauf-Erkrankungen

Die Bedeutung der Omega-3-Fettsäuren ist sehr gut mit Studien belegt. Die Wissenschaftlerin Anne Nilsson und ihre Kollegen aus Schweden zeigten z.B. in einer Studie mit vierzig Teilnehmern im Alter von 51 bis 72 Jahren, wie die Risiken für eine Herz-Kreislauf-Erkrankung in fünf Wochen bedeutsam gesenkt werden konnten. Und das nur mit einer täglichen Dosis von 3 Gramm Omega-3-Fettsäuren. Nach fünf Wochen hatte sich der Blutdruck gesenkt, die Blutfettwerte hatten sich reduziert und die Entzündungswerte waren gefallen. Die Risikofaktoren für Herz-Kreislauf-Erkrankungen hatten sich in großem Maße reduziert. Vor allem die blutdrucksenkende Wirkung ist sehr eindrücklich. Dies habe ich selbst nach einer Zeit voller Stress erfahren. Mit Omega-3 und OPC kam mein Blutdruck innerhalb weniger Wochen wieder in den grünen Bereich.

Weitere Studien kommen zu dem Schluss, dass die Zufuhr von genügend Omega-3-Fettsäuren das Herzinfarkt-Risiko um 40 bis 50 % senkt. Omega-3 senkt den Blutdruck, den Blutzuckerspiegel und reduziert die Thrombosegefahr, da die Gerinnungsneigung verringert und die Fließeigenschaften des Blutes verbessert werden. Mit genügend Omega-3 im Körper sinkt das Thromboserisiko um fast die Hälfte. Zudem lässt Omega-3 das „böse" LDL-Cholesterin absinken und steigert das „gute" HDL-Cholesterin. Das alles sind sehr wichtige Erkenntnisse, da in der westlichen Welt Herz-Kreislauf-Erkrankungen zusammen mit Krebs zu den häufigsten Todesursachen zählen. Rhythmusstörungen werden ebenfalls günstig beeinflusst. Zur Therapie von Herz-Kreislauf-Erkrankungen ist eine hohe Dosis, 2 bis 4 g EPA/DHA, also das Doppelte bis Vierfache des Normalen, empfehlenswert.

Omega-3 hilft bei Entzündungen

Omega-3-Fettsäuren helfen bei allen Entzündungen im Körper wie Asthma, Arthritis oder Colitis ulcerosa, indem sie den Stoffwechsel wieder normalisieren und das Immunsystem stimulieren. Bei der häufigen Kranheit Arthritis werden auch Schmerzen reduziert und die Gelenkbeweglichkeit verstärkt. Studien haben gezeigt, dass fehlende Omega-3-Fettsäuren Entzündungen begünstigen und die Entzündungswerte im Blut ansteigen lassen.
Omega-3-Fettsäuren schützen auch vor stillen Entzündungen (silent inflammation). Diese stillen Entzündungen laufen chronisch und erst einmal unbemerkt von uns im Gewebe ab und lassen unseren Körper über die Jahre hinweg krank und alt, geradezu rostig werden.
Dr. Retzek, ein österreichischer Arzt, der verschiedene alternative sowie konventionelle Heilmethoden erforscht und seine lesenswerten Erkenntnisse auf seiner Seite www.homeopathy.at präsentiert, schreibt über Omega-3-Fettsäuren, dass diese den Unterschied darüber machen können, ob man die letzten 15 bis 20 Jahre krank und schwach oder gesund verbringt. Die letztendlichen Folgen eines jahrelangen Mangels an Omega-3-Fettsäuren sind Herzinfarkte, Gefäßkrankheiten, Krebs und die Begünstigung weiterer durch Entzündungsprozesse geförderter Krankheiten wie z.B. Multiple Sklerose.

Omega-3 für eine gesunde schöne Haut

Bei Ekzemen haben sich die Omega-3-Fettsäuren als sehr hilfreich erwiesen. Auch bei der Schuppenflechte hilft Omega-3, Hautrötungen, Entzündungen und Schuppenbildung zu vermindern. Zudem helfen sie wirksam bei brüchigen strohigen Haaren und trockener Haut, sind also auch ein wichtiger Teil der inneren Schönheitsvorsorge. Selbst habe ich gemerkt, dass meine sehr trockenen Füße nach mehreren Monaten Einnahme von Omega-

3-Fettsäuren wieder eine geschmeidige Haut bekamen. Es kann aber auch sein, dass hier OPC und MSM mitgeholfen haben, die ebenfalls eine schöne Haut fördern.

Omega-3 hilft bei Abnehmen

Omega-3-Fettsäuren helfen beim Abnehmen, indem sie Schlüsselenzyme hemmen, die für die Fettbildung verantwortlich sind. Zudem fördern sie die Fettoxidation und schützen freie Fettsäuren vor dem Eintritt ins Fettgewebe.

Omega-3 bei weiteren Beschwerden

Wie Sie schon gesehen haben, werden die Omega-3-Fettsäuren im ganzen Körper für alle möglichen Prozesse gebraucht. Auch bei Migräne haben sie sich als hilfreich erwiesen. Die Häufigkeit und Intensität konnte mit Omega-3 reduziert werden. Omega-3-Fettsäuren helfen auch, das Diabetes-Risiko zu minimieren, indem die Insulinresistenz vermindert wird. Bei Männern verbessern Omega-3-Fettsäuren die Beweglichkeit und Zahl der Spermien.

Omega-3 für ein gut funktionierendes Gehirn und eine ausgeglichene Psyche

Auch für das psychische Wohlbefinden sind Omega-3-Fettsäuren wichtig. Das Gehirn besteht aus über 60 % aus Omega-3- und Omega-6-Fettsäuren. Wenn diese Fettsäuren nicht ausreichend und in einem nicht ausgewogenen Verhältnis vorhanden sind, kann das Gehirn auch nur ungenügend arbeiten. Oft fällt das bei jungen Müttern mit ihren Babys auf. Das Ungeborene braucht viel Omega-3 für sein Gehirn, und wenn nicht genügend angeboten wird, nimmt das Baby es von der Mutter, die sich nach der Stillzeit beklagt, dass sie sich müde und unkonzentriert fühlt und nicht mehr gut denken kann. Oft brauchen Mütter ein bis zwei Jahre nach der Geburt, um sich wieder zu erholen. Wenn man

nach dem ersten Kind innerhalb kurzer Zeit ein zweites bekommt, kann es leicht zu Symptomen einer Depression kommen. Es fehlen aber einfach die Omega-3-Fettsäuren.
Tatsächlich sind in Japan oder Malaysia, also Länder, in denen viel Fisch gegessen wird, postnatale Depressionen von jungen Müttern drei- bis zwanzigmal seltener als in den USA oder Deutschland.
Zu wenig Omega-3 schränkt generell die geistige Leistungsfähigkeit ein und führt zu Merk-, Denk- und Konzentrationsproblemen. Viele Menschen, die Omega-3-Fettsäuren für ihr Herz oder ihre Gefäße einnehmen, bemerken oft erstaunt, dass sie besser und konzentrierter arbeiten und lernen können und generell geistig fitter sind.
In einer Studie wurde verhaltensauffälligen Kindern Omega-3-Kapseln gegeben. Die schulischen Leistungen der Kinder verbesserten sich in Folge beträchtlich und ihre Lehrer stuften sie als ausgeglichener und intelligenter ein.
Auch bei Kindern, die mit ADHS diagnostiziert worden waren, zeigte eine Omega-3-Zufuhr eine deutliche Verbesserung. Menschen, die an Ängsten und Panikattacken leiden, können ebenfalls von der verbesserten Hirnfunktion profitieren.

Omega-3 bei Depressionen

Weitere Studien zeigen, dass eine ausreichende Omega-3-Zufuhr eine gute Präventivmaßnahme für Depressionen und Alzheimer-Erkrankungen ist. Selbst wenn eine Depression schon manifest ist, gibt es signifikante Verbesserungen bis hin zur Heilung. Dabei ist es auch eine interessante Tatsache, dass in Ländern, in denen viel Fisch gegessen wird, es seltener zu depressiven Erkrankungen kommt als in Ländern mit wenig Fischkonsum.
Dr. David Servan-Schreiber widmet in seinem lesenswerten Buch „Die neue Medizin der Emotionen – Stress, Angst, Depression:

Gesund werden ohne Medikamente“ ein ganzes Kapitel der Behandlung von Depressionen mit Omega-3-Fettsäuren. Er berichtet in seinen Fallbeispielen unter anderem von Keith, einem jungen Studenten, der mehr und mehr in Angst und Depression hineinschlitterte. Er hatte keine Energie mehr für sein Studium, hatte Angst vor Menschen und schlief schlecht. Nachdem er Antidepressiva, Beruhigungsmittel und sogar Lithium erhalten hatte und es ihm immer noch nicht besser ging, wandte sich seine Mutter an einen Spezialisten für biologische Psychiatrie am Hammersmith Hospital in London. Keith hatte bei einem Test den höchsten Wert für das Ausmaß einer Depression erreicht, die Dr. Puri bis dahin gesehen hatte, und er war sehr besorgt. Dr. Puri versuchte etwas relativ Neues: er nahm Keith das Versprechen ab, sich in den folgenden acht Wochen nicht selbst zu töten (wovon dieser immer wieder gesprochen hatte) und bei seiner Mutter zu bleiben. Dann würde er ihn mit Fischöl behandeln, von dem er glaubte, dass es ihm helfen könne. Dr. Puri setzte alle Medikamente außer einem Antidepressivum, das Keith schon monatelang nahm, ab und gab ihm täglich mehrere Gramm Fischöl. Innerhalb weniger Wochen verschwanden die Selbstmordgedanken Keiths vollständig. Er hatte weniger Hemmungen anderen Menschen gegenüber und konnte wieder schlafen. Neun Monate später war sein Wert auf der Depressionsskala bei genau null! Keith hatte sein Leben wieder.

Das ist kein Einzelfall, die Wirksamkeit von Omega-3-Fettsäuren auf die Psyche ist in zahlreichen Studien gut bewiesen.

Zum Beispiel wurden in einer Studie in Israel depressiven Probanden entweder Fischöl oder Olivenöl (das kein Omega-3 enthält) gegeben. Bei mehr als der Hälfte der Patienten, die Fischöl erhielten, verschwand die Depression innerhalb von drei Wochen. Dabei hatten sie bis dahin auf keine Behandlung angesprochen.

Ein Mangel an Omega-3-Fettsäuren scheint sich auch auf andere psychische Erkrankungen auszuwirken. Bei Schizophrenie konnte beispielsweise ein Mangel an Eicosapentaensäure (EPA) und Docosahexaensäure (DHA) nachgewiesen werden, den beiden wichtigen Omega-3-Fettsäuren. Bei Depressiven waren diese beiden Fettsäuren ebenfalls vermindert. Auch in den Zellmembranen depressiver Patienten waren die Anteile an Omega-3 bedeutsam reduziert. Eine einprozentige Zunahme an DHA im Plasma führte in einer Studie mit über 300 Frauen zu einer 59prozentigen Verminderung depressiver Symptome.
Das alles sind sehr interessante Studienergebnisse, die man nicht leichthin ignorieren sollte. Wenn man bedenkt, wie leidvoll Depressionen sind und wie leicht und ohne Nebenwirkungen man mehr Omega-3-Fettsäuren zu sich nehmen kann, ist dies einer der besten Ansätze nicht nur für unsere physische, sondern auch für unsere psychische Gesundheit.
Die erste Maßnahme bei Depressionen sollte immer die Gabe von Vitamin D und Fischölkapseln sein, da sich auf diese Weise schon ein sehr guter Prozentsatz der Betroffenen ganz ohne sonstige Therapie wieder vollständig erholt.

So bekommen wir genügend Omega-3-Fettsäuren

Die unterschiedlichen Omega-3-Fettsäuren

In pflanzlichen Lebensmitteln ist die Omega-3-Fettsäure ALA (Alpha-Linolensäure) und in tierischen Omega-3-Fettsäuren sind die Fettsäuren EPA (Eicosapentaensäure) und DHA (Docosahexaensäure) enthalten. Die Fettsäuren EPA und DHA kann der Körper direkt nutzen, die pflanzliche Omega-3-Fettsäure ALA hingegen muss erst zu EPA und DHA umgewandelt werden. Da-

durch kann man nur ca. 5 % des pflanzlichen Öls nutzen. Das bedeutet, dass Vegetarier einen Nachteil haben, wenn sie genügend Omega-3 bekommen wollen. Es gibt allerdings auch Kapseln mit Algenöl, die vegetarisch sind und trotzdem genügend EPA und DHA enthalten. Sie sind ein bisschen teurer als die Fischölkapseln, stellen aber die einzige Möglichkeit der direkten EPA- und DHA-Zufuhr für Vegetarier dar.
In bedeutsamen Mengen kommen die Omega-3-Fettsäuren in Fisch und in pflanzlichen Ölen vor. Neu auf dem Speiseplan sind bei vielen Menschen auch Chia-Samen, die ebenfalls viel Omega-3 enthalten. Nichtvegetariern empfehle ich Fisch- oder Krillölkapseln und/oder ein bis zwei Mal die Woche den Verzehr von fettem Fisch wie Thunfisch (enthält am meisten Omega-3) oder Lachs. Jeden Tag Fisch zu essen ist wegen der Schadstoffbelastung der Fische nicht empfehlenswert. Zusätzlich ist es empfehlenswert, Milchprodukte und Fleisch nur von Tieren zu essen, die auf Weiden grasen dürfen und natürliches Futter erhalten. Schon alleine aus ethischen Gründen ist das eine sehr gute Idee, Auch sollten Öle mit einem sehr hohen Omega-6-Gehalt wie z.B. Sonnenblumenöl aus der Ernährung gestrichen werden.

Fischöl- und Algenölkapseln

Für die meisten Menschen ist die Einnahme von Fisch- oder Krillölkapseln am einfachsten, um genügend Omega-3-Fettsäuren zu bekommen. 800 mg bis 1 g EPA und DHA zusammen täglich (lieber zu viel als zu wenig!) ist die normale Tagesdosis. Meist ist diese Menge in fünf bis sieben Gramm von dem Öl enthalten. In der Regel steht beim Produkt dabei, wie viel EPA und DHA enthalten sind.

Es gibt allerdings mehrere Punkte bei den Fischölkapseln zu beachten. Viele günstige Fischölprodukte enthalten vor allem EPA.

Wir benötigen jedoch auch DHA. Achten Sie deswegen auf ein einigermaßen ausgewogenes Verhältnis.
Fischöl oxidiert gerne und schnell, deswegen müssen dem Fischöl zwingend Antioxidantien beigefügt werden. Meist ist Vitamin E enthalten. Dies sollte natürliches Vitamin E sein, was erkennbar ist an der Bezeichnung „gemischte Tocopherole“ oder „D-Alpha-Tocopherol“. Rein synthetisches Vitamin E hat die Bezeichnung DL-Alpha-Tocopherol. Damit wird sicher gestellt, dass das Fischöl nicht ranzig wird. Krillöl ist etwas teurer als Fischöl, besitzt aber dafür eine höhere Bioverfügbarkeit.
Sie sollten die Fischölkapseln auch immer mit anderen Antioxidantien einnehmen wie Vitamin C oder OPC. Unser Körper benötigt verschiedene Antioxidantien, da diese vor allem zusammen in Kooperation für einen guten Rundum-Schutz sorgen. Außerdem: die Kapseln immer im Kühlschrank aufbewahren!

Pflanzliche Öle

Wenn Sie Vegetarier sind, sind Sie auf Omega-3-reiche Öle angewiesen. Algenöl, hier das wichtigste Öl, kann vor allem - aber nicht nur - für Vegetarier die beste Quelle für Omega-3-Fettsäuren sein. Ich selbst empfehle hier das Algenöl Omega-3 Vegan von der Firma Norsan, die sich nur auf Omega-3-reiche Öle spezialisiert hat. Das Algenöl ist mit Zitrone verfeinert und schmeckt sehr fein auch in Salaten oder als Zutat zu Hummus oder über Gemüse geträufelt. Ein Teelöffel am Tag genügt von diesem Algenöl, um genügend Omega-3-Fettsäuren aufzunehmen.
Für Salate in der Küche sind auch Walnussöl oder Hanföl mit ihrem hohen Omega-3-Gehalt geeignet. Viel Omega-3 enthält auch Leinöl. Besorgen Sie sich also ein gutes, aus biologischem Anbau stammendes Leinöl und nehmen Sie jeden Tag mindestens zwei Esslöffel davon zu sich, Vegetarier gerne auch drei.

Ich mache jede Salatsoße mit Leinöl oder Algenöl; absolut köstlich – ebenfalls für Salate oder zu gegrilltem Gemüse – ist eine selbst gemachte Mayonnaise mit Leinöl.

Nehmen Sie sich etwas Zeit, um eine gute Quelle für das Leinöl ausfindig zu machen. Das Öl darf beim Herstellungsprozess nicht über 40 Grad erhitzt worden sein und es sollte im Kühlschrank gelagert werden. Es gibt überall in Deutschland Ölmühlen, in denen Sie frisches Leinöl kaufen können. Da es nur drei Monate haltbar ist, ist es sehr wichtig, dass Sie das Leinöl frisch bekommen und es nicht im Kaufhaus besorgen, wo es eventuell schon seit Wochen ungekühlt im Regal steht. Das sehe ich sogar in Bioläden häufig. Dieses Öl ist vermutlich schon beim Kauf ranzig. Ich rufe bei einer nahen Ölmühle immer vorher an und lasse mir sagen, wann das Öl hergestellt wird, und dann hole ich es am nächsten Tag ab.
Fischöl/Algenölkapseln bzw. Leinöl und ein Auge darauf, dass Ihre Butter und Ihre Milch von Weidetieren stammen, das stellt sicher, dass Sie mit Omega-3-Fettsäuren gut versorgt sind!

Erfahrungsberichte

Geistig wacher und vitaler

„Ich nehme seit zwei Monaten jeden Tag Fischölkapseln ein und bin begeistert. Meine Haut ist straffer und schöner geworden und ich bin geistig wacher und vitaler. Ich fühle mich wirklich zum Bäume ausreißen."

Lena, 39 Jahre

Depression verbessert sich

„Da ich schon seit längerer Zeit an Depressionen leide, aber keinen Chemiehammer nehmen wollte, habe ich recherchiert, was sonst noch so hilft und habe herausgefunden, dass Omega-3-Fettsäuren antidepressiv wirken können. Nach zwei Wochen Einnahme von Fischölkapseln kann ich jetzt eine merkliche Stimmungsaufhellung beobachten. Es geht mir richtig gut. Außerdem weiß ich, ich tu meinem Herz und meinen Gefäßen langfristig etwas Gutes damit."

Irene, 29 Jahre

Hilft beim Abnehmen und ein gesunkener Cholesterinwert

„Ich habe das Gefühl, dass die Omega-3-Fettsäuren die Fettverbrennung ankurbeln und mir beim Abnehmen helfen. Außerdem ist mein Blutdruck niedriger und der Cholesterinwert meines Mannes (wir nehmen Leinöl und Algenöl) ist so gesunken, dass er jetzt im Normbereich liegt. Super! Dabei hatte ich gar nicht so viel erwartet, da die Vorteile der Omega-3-Einnahme ganz klar langfristig sind."

Anna, 59 Jahre

Selen

Selen – ein wertvolles Spurenelement

Selen ist ein lebenswichtiges Spurenelement und gehört zur Gruppe der Mineralstoffe. Der Körper braucht nur sehr wenig davon, deswegen wird es Spurenelement genannt. Selen schützt den Körper vor freien Radikalen und Umweltgiften und verbessert die Immunabwehr. Zudem ist es an der Aktivierung von zahlreichen Enzymen beteiligt.
Leider ist Selenmangel bei uns weit verbreitet. Da wir es ausschließlich über die Nahrung aufnehmen, sind wir auf genügend Selen im Boden angewiesen. Doch die Bodenqualität unserer Böden ist in den letzten Jahrzehnten viel schlechter geworden. Durch die Übersäuerung der Böden und die Anreicherung mit Schwermetallen wie Cadmium und Aluminium, mit denen Selen Komplexe bildet, nehmen die Pflanzen, die uns ernähren, immer weniger Selen auf. Mitteleuropa ist auch vom Gestein her Selen-Mangelgebiet und die meisten Menschen, Vegetarier und Veganer noch mehr, haben einen Selen-Mangel. Zudem kann es bei Verdauungsproblemen und chronischen Erkrankungen wie Entzündungen der Bauchspeicheldrüse oder Morbus Crohn zu einer verminderten Aufnahme von Selen kommen.

Bei einem zu niedrigen Selen-Spiegel kann es zu Herzvergrößerung und Herzinsuffizienz, einem schlechten Abwehrsystem, Muskelschwäche, Augenproblemen, Müdigkeit, verringerter Energie und Haarausfall kommen. Ängste und depressive Verstimmungen können auftreten. Zudem sind die Zellen weniger gut gegen freie Radikale geschützt. Bei Männern kann Selenmangel zu weniger Spermienbildung bis hin zur Unfruchtbarkeit führen.

Wenn langfristig äußerst wenig Selen aufgenommen wird, kann es zur Keshan-Krankheit (eine Erkrankung des Herzmuskels) oder der Kashin-Beck-Krankheit (verringertes Knochenwachstum und Gelenkveränderungen) kommen. Diese Fälle sind immer wieder in China aufgetreten, wo es zum Teil sehr wenig Selen im Boden gibt.

Selen bei Herz-Kreislauf-Erkrankungen

Menschen mit Herzinfarkt haben erniedrigte Selenspiegel im Blut und auch in den Blutkörperchen. Eine gute Selensubstitution führt bei diesen Patienten zu einer Verminderung von Zweitinfarkten und Todesfällen. Zudem wirkt Selen positiv auf die Blutfette ein.

Selen schützt das Immunsystem

Durch Stress, Umweltgifte, Rauchen und weiteren Gründen entstehen im Körper fortlaufend freie Radikale, die unschädlich gemacht werden müssen. Selen gehört wie z.B. Vitamin A, E oder OPC zu den Antioxidantien, die den Körper gegen freie Radikale schützen. Wenn diese nicht unschädlich gemacht werden, können sie verschiedenste Krankheiten auslösen.
Bei Selenmangel ist die Anfälligkeit gegenüber Infekten und Komplikationen dieser Infekte erhöht, da weniger Antikörper und Lymphozyten gebildet werden.

Selen für die Krebsprävention

Selen ist Bestandteil des starken Antioxidans Glutathionperoxidase, das einen effektiven Schutz vor Krebs darstellt. Glutathionperoxidase sorgt vor allem innerhalb der Zellen dafür, dass freie Radikale abgefangen werden können und verhindert so die Entartung von Zellen. Es gibt viele Studien zu verschiedenen Krebsarten, die deutlich die präventive Schutzwirkung von Selen zeigen, vor allem bei älteren Menschen. Eine begleitende Selengabe bei

Bestrahlung oder Chemotherapie hat sich als förderlich erwiesen, da die Nebenwirkungen wie Durchfälle u.a. vermindert wurden und das Allgemeinbefinden besser war.

Selen für die Schilddrüse

Selen ist zusammen mit Jod das wichtigste Element für eine gute Funktion der Schilddrüse, da es die Aktivierung und Deaktivierung der Schilddrüsenhormone steuert. Es wandelt Thyroxin (T4) in Trijodthyronin (T3) um und deaktiviert, falls es nötig sein sollte, Trijodthyronin in ein inaktives Hormon. So ist Selen besonders bei Schilddrüsenproblemen ein sehr wichtiges Element.
Bei der Autoimmunerkrankung Hashimoto greifen Antikörper das eigene Schilddrüsengewebe an. In Studien konnte gezeigt werden, dass die tägliche Gabe von 200 Mikrogramm Selen wirksam Antikörper reduziert.

Selen bei Neurodermitis

Bei Kindern mit Neurodermitis kam es mit Selen zu einer deutlichen Reduzierung von Symptomen. Als Begleiterscheinung kam es auch zu weniger Asthmaanfällen.

Selen sorgt für bessere Stimmung

Ängste und depressive Verstimmungen gehen häufig mit einem niedrigen Selen-Spiegel einher. Die Gabe von Selen kann – wie in Studien belegt – innerhalb von wenigen Wochen zu einer deutlich stimmungsaufhellenden Wirkung führen. Vor allem liegt das daran, dass Selen ein wichtiger Baustein für Neurotransmitter wie z.B. das Serotonin, das Glückshormon, ist. Zudem wirkt Selen im Gehirn auch antioxidativ, was für eine bessere Funktion sorgt. Wenn man auch während der Schwangerschaft Selen zu sich nimmt, kann das die Symptome der Wochenbettdepression vermindern oder ganz verhindern.

Selen ist nicht gleich Selen

Sie können sich von Ihrem Hausarzt Blut entnehmen und den Selen-Spiegel bestimmen lassen. Erstrebenswert ist ein Spiegel von 120 bis 160 Mikrogramm pro Liter. Menschen, die in selenreichen Böden leben wie in den USA oder Kanada haben oft einen Selen-Spiegel von über 200 Mikrogramm.

Grundsätzlich ist es auch förderlich, Nahrungsmittel mit einem hohen Selengehalt zu sich zu nehmen. Gute pflanzliche Selenquellen sind Sesam, Paranüsse und alles von der Kokosnuss, wie Kokosöl, Kokosmilch oder Kokosflocken. Vollkorngetreide, Hülsenfrüchte, Sonnenblumenkerne und Hirse enthalten ebenfalls viel Selen. Da Tierfutter meist Selen beigefügt wird, enthalten auch Fleisch und Fisch, Milchprodukte und Eier eine gewisse Portion Selen.

Doch in Mangelgebieten wie Mitteleuropa oder Afrika kann es schwierig sein, genügend Selen mit der Nahrung aufzunehmen. Dann ist die tägliche Zufuhr von Selen in Kapselform angebracht. Es gibt organisch und anorganisch gebundenes Selen zu kaufen. Das organisch gebundene Selen wird schlechter aufgenommen und ist ungünstig für die Behebung des Selenmangels. Das beste Selen ist das anorganisch gebundene Natriumselenit, das gut aufgenommen wird und dem Körper schnell für Selenverbindungen zur Verfügung steht. Natriumselenit gibt es bei verschiedenen Internetanbietern in Kapselform zu kaufen. Achten Sie wie bei allen Angeboten auch hier wieder auf die Zusatzstoffe.
Die empfohlene Tagesdosis beträgt 150 bis 250 Mikrogramm Selen. Selen sollte für sich alleine, also zwischen den Mahlzeiten und auch nicht mit anderen Nahrungsergänzungsmitteln, genommen werden, da sonst die Aufnahme gestört ist.

Wenn Sie zu viel des Guten tun wollen und über längere Zeit täglich mehr als 500 Mikrogramm hohe Dosen zu sich nehmen, kann es zu toxischen Wirkungen wie verlängerter Blutgerinnung und einer erhöhten Anzahl der weißen Blutkörperchen kommen. Daher sollte man bei der Einnahme von Selen nicht übertreiben. Wenn Sie täglich Selen zu sich nehmen, ist es empfehlenswert, den Selenspiegel hin und wieder messen zu lassen.

Achtung: Selen bindet freies Quecksilber im Körper und bildet mit ihm Komplexe. Wir wissen allerdings nicht viel über die Langzeit-Effekte dieser Selen-Quecksilber-Komplexe im Gewebe. Wenn Sie also eine Quecksilberbelastung bei sich vermuten, nehmen Sie kein Selen zusätzlich ein, sondern suchen Sie sich einen Arzt, der das Quecksilber mit sogenannten Chelaten wie DMPS oder DMSA per Infusion ausleitet.

Erfahrungsberichte

Besseres Immunsystem

„Ich nehme Selen jetzt seit einem Jahr ein und hatte seitdem keine richtige Erkältung mehr. Wenn ich Halsweh bekomme, ist es spätestens nach zwei Tagen wieder vorbei. Es scheint sehr gut für mein Immunsystem zu sein."

Michael, 42 Jahre

Hilft bei Hashimoto

„Selen tut mir gut, ich nehme es wegen Hashimoto ein und ich fühle mich viel besser damit. Meine Stimmung ist auch etwas besser geworden."

Tina, 45 Jahre

Keine Schilddrüsenunterfunktion mehr

„Nachdem ich ein halbes Jahr Selen eingenommen hatte (ich nehme es schon seit ein paar Jahren), hatte ich endlich keine Schilddrüsenunterfunktion mehr, sondern normale Werte. Selen ist ein sehr wichtiges Spurenelement, welches beim Düngen dem Ackerboden zugefügt werden sollte. Leider wird das nicht gemacht, und deswegen haben wir alle zu wenig Selen. Seitdem ich Selen nehme, bin ich viel fitter, weniger müde und habe keine Hitzewallungen und Schwindelanfälle mehr!“

Sabine, 53 Jahre

Coenzym Q10

Das fettlösliche Coenzym Q10 wird auch als Ubichinon bezeichnet, was so viel wie „überall vorhanden“ bedeutet. Tatsächlich wird Coenzym Q10 von jeder Zelle im Körper hergestellt und auch benötigt, vor allem für die Zellatmung in den Mitochondrien. Es ist eines der wichtigsten Co-Faktoren für die Energiegewinnung und hat eine lebenswichtige Rolle bei der sauerstoffabhängigen Energieproduktion in den Mitochondrien. Zudem ist Coenzym Q10 von großer Bedeutung für unser Immunsystem, für ein gesundes Herz-Kreislauf-System, für die Fettverbrennung und ist auch als Anti-Aging-Mittel gut bekannt.
Ein Mangel an Q10 führt zu Herz- und Muskelschwäche, Energiemangel und Burn-out-Symptomen. Da es in Organen wie Herz, Gehirn, Leber, Nieren, die viel Energie verbrauchen, geballt vorhanden ist, ist es kein Wunder, dass ein Mangel an Coenzym Q10 auch zu weiteren Beschwerden führt, wenn die Energieversorgung der Organe nachlässt.
In geringen Mengen kommt Q10 auch in unserem Essen vor, vor allem in tierischen Lebensmitteln, doch idealerweise produziert unser Körper eine ausreichende Menge. Leider nimmt die körpereigene Bildung von Coenzym Q10 mit zunehmenden Alter immer mehr ab; bei 80jährigen Menschen findet man nur noch ca. 40 bis 45 % des Wertes von 20jährigen. Zudem können Stress, Übergewicht, vorhandene Krankheiten, Medikamente oder ungeeignete Ernährung dazu führen, dass weniger Coenzym Q10 im Körper synthetisiert wird.
Da die Energieversorgung unseres ganzen Körpers an Q10 hängt, kann sich die regelmäßige Einnahme für unser Wohlbefinden sehr lohnen und ganz neue Energie bereit stellen.

Coenzym Q10 versorgt uns mit Energie

Coenzym Q10 ist das Beste für Herz und Kreislauf

Coenzym Q10 kann auch als DAS Nahrungsergänzungsmittel für das Herz angesehen werden (zusammen mit Strophantin, das ebenfalls fantastisch für das Herz ist und leider in der Schulmedizin in Vergessenheit geraten ist; wer also Herzprobleme hat, sollte sich auch mit Strophantin beschäftigen).

Die Gabe von Coenzym Q10 senkt den Blutdruck und hilft, einen normalen Blutdruck aufrecht zu erhalten, und zwar um ganze 11–17 mmHg für den systolischen bzw. 8 mmHg für den diastolischen Wert. Es senkt das schädliche LDL-Cholesterin und hebt das „gute" HDL-Cholesterin im Blut. Außerdem werden die Fließeigenschaften des Blutes verbessert. Q10 hilft auch dabei, Blutgefäße vor oxidativen Schäden zu schützen. So hilft Q10 wirksam gegen Arteriosklerose und seinen schweren Folgeerscheinungen wie Herzinfarkt oder Hirnschlag.

Coenzym Q10 verbessert auch die Energiebereitstellung in Herzmuskelzellen und erhöht so effektiv die Pumpleistung des Herzens. Außerdem wird das Herz vor oxidativen Schäden geschützt. Bei Angina pectoris hilft es, dass bei Belastungen weniger schnell Atemnot und Schmerzen auftreten. Bei Herzinsuffizienz wirkt es hervorragend und kann oft über Jahre hinweg eine gute Lebensqualität ermöglichen. Überhaupt ist das Q10 bei so gut wie allen Herz- und Gefäßkrankheiten sinnvoll und verringert die spezifischen Beschwerden.

Coenzym Q10 stärkt aber nicht nur das Herz, sondern alle Muskeln im Körper und fördert auch wirksam die Fettverbrennung. Es ist ein hervorragendes Nahrungsergänzungsmittel für Sportler, die ihre Leistung steigern möchten und für Menschen, die Gewicht verlieren möchten.

Coenzym Q10 hat eine starke antioxidative Wirkung

Da in unserem Körper ständig freie Radikale entstehen, brauchen wir Antioxidantien wie Vitamin C und E, OPC oder auch Coenzym Q10. In vielen Kosmetika ist Q10 als antoxidativer Schutz zur Verlangsamung der Hautalterung enthalten. Da mit zunehmendem Alter die Bildung des Q10 absinkt, ist es sinnvoll, es auch innerlich für eine gute antioxidative Versorgung einzunehmen.

Coenzym Q10 stärkt das Nervensystem

Coenzym Q 10 stellt auch die Energieversorgung der Nerven sicher und schützt sie.
Bei Parkinson arbeiten die Mitochondrien nur noch eingeschränkt und die Zellen enthalten sehr wenig Q10. Hohe Dosen von Q10 haben hier in verschiedenen Studien schon gute Erfolge gebracht. Die Krankheit konnte nicht gestoppt werden, aber das Fortschreiten wurde im Anfangsstadium um fast die Hälfte verzögert und kognitive und motorische Fähigkeiten gingen langsamer verloren.
Bei Alzheimer hemmt Coenzym Q10 die Bildung der charakteristischen Plaques. Zur Prävention und Behandlung von Demenzerkrankungen wird Coenzym Q10 zukünftig sicher eine größere Bedeutung bekommen.
Gute Erfolge gibt es auch bei Migränepatienten. In einer Studie gingen bei einem Drittel der Probanden die Migräne um mehr als die Hälfte zurück.

Coenzym Q10 schützt vor Krebs

Bei Krebspatienten wird grundsätzlich ein verminderter Coenzym Q10-Wert festgestellt. Da verwundert es nicht, dass es mehrere Studien zu verschiedenen Krebsarten gibt, die zeigen, dass Q10 wirksam bei der Krebsbekämpfung eingesetzt werden kann. Vor allem wird von guten Erfolgen bei Brustkrebs berichtet.

Weitere Anwendungsgebiete

Da Coenzym Q10 im ganzen Körper vorkommt, hat es ein breites Anwendungsspektrum und zeigt seine Wirkung in jedem Gewebe und allen Zellen.

Coenzym Q10 hat außer der antioxidativen auch eine antientzündliche Wirkung und stärkt zusammen mit Vitamin E wirksam die Killerzellen, die im Körper gegen Viren und Bakterien ankämpfen.

Bei verschiedensten Krankheiten wie Fibromyalgie, Zahnfleischentzündungen, Problemen mit den Augen oder den Nieren ist ebenfalls von bedeutenden Verbesserungen berichtet worden. Asthmatiker haben häufig einen verminderten Q10-Spiegel und profitieren von der Einnahme. Diabetikern hilft Q10, eine bessere Blutzuckerkontrolle zu erlangen und den oxidativen Stress zu reduzieren. Damit werden auch unerwünschte Spätfolgen wie Nervenschäden und Gefäßverengungen reduziert.

Coenzym Q10 bei Cholesterinsenkern

Alle, die einen Schlaganfall oder einen Herzinfarkt hatten, bekommen automatisch Cholesterinsenker (Statine) verschrieben, und auch gesunden Menschen wird er bei erhöhtem Cholesterinwert gerne gegeben. Cholesterinsenker gehören also zu den häufigsten Medikamenten, die bei uns eingenommen werden, und ihr Nutzen für unsere Gesundheit ist unbestritten.

Jedoch blockieren Statine sehr effektiv die körpereigene Q10-Produktion, was nach ungefähr einem halben Jahr Einnahme häufig zu Muskelschwäche (Beinschwäche, spontane Muskelschmerzen, sogar Herzmuskelschwäche) führt. Deshalb empfiehlt es sich bei Einnahme von Cholesterinsenkern ganz besonders, Coenzym Q10 einzunehmen. Die Erfahrung zeigt, dass die Muskelschwäche sich mit Q10 schnell wieder bessert. Obwohl schon lange bekannt, ist diese Tatsache noch nicht bei allen Ärzten angekommen.

Die Einnahme von Coenzym Q10

Das Coenzym Q10 ist in zwei verschiedenen Formen, Ubichinon und Ubichinol, erhältlich. Für die ATP-Produktion in den Mitochondrien sind beide Q10-Formen wichtig, jedoch wirkt nur das Ubichinol antioxidativ. Um die antioxidative Wirkung zu erhalten, muss das Ubichinon zu Ubichinol umgewandelt werden, was natürlich einen Umweg bedeutet. Zudem wird das Ubichinol besser resorbiert. Ich würde empfehlen, das Coenzym Q10 als Ubichinol zu kaufen, aber falls es schwierig zu bekommen ist, auf Ubichinon auszuweichen. Die meisten Q10-Produkte im Handel bestehen aus Ubichinon, da seine chemische Verbindung viel stabiler ist. Zudem sollte man natürlich hergestelltes Q10 (durch Fermentation) bevorzugen und das synthetisch hergestellte Q10 stehen lassen. Coenzym Q10 kann vor allem in flüssiger Form gut aufgenommen werden und steht dann im Körper schnell zur Verfügung.

Es lohnt sich nicht, den Q10-Wert im Blut messen zu lassen, da das Blut nicht als primäres Transportmittel fungiert und jede Körperzelle Q10 im Idealfall selbst herstellen kann.

Die tägliche Dosierung kann je nach Gewicht bei 100 bis 200 mg liegen. Es gilt als ein sehr sicheres Nahrungsergänzungsmittel. In Studien wurde eine tägliche Dosis von 1200 mg bis 3000 mg über viele Monate hinweg von den Probanden sehr gut vertragen.

Da das Coenzym Q10 und Vitamin E bei vielen Stoffwechselprozessen zusammen arbeiten, kann die gemeinsame Gabe der beiden Stoffe eine noch bessere Wirkung erzielen. Vor allem Viren und Bakterien können so hervorragend abgewehrt werden.

Erfahrungsberichte

Mehr Energie und besserer Schlaf

„Ich fühle mich deutlich fitter mit Q10 und habe nach einer Woche Einnahme schon gemerkt, dass ich mehr Energie habe. Ich bin weniger müde und habe einen besseren Schlaf. Wenn ich dazu noch an die gute antioxidative Wirkung denke, bin ich froh, auf Q10 gekommen zu sein."

Sigrid, 55 Jahre

Mehr Leistung beim Krafttraining

„Auf der Suche nach etwas, mit dem ich meine sportliche Leistung steigern kann, bin ich auf das Coenzym Q10 gestoßen. Für eine wirksame Energieumsetzung ist das Q10 ja absolut unverzichtbar. Ich fühle mich seit der Einnahme wirklich kraftvoller und energiegeladener. Mein Muskeltraining konnte ich schon nach ein bis zwei Wochen sehr gut steigern. Einfach ein Supermittel!"

Norbert, 29 Jahre

Voller Energie und eine schnelle Erholung

„Mein Apotheker hat mir das Coenzym Q10 empfohlen, da ich Statine (Cholesterinsenker) einnehme. Anscheinend fehlt dann das Q10. Ich war zudem nach einer Operation mit zwei Wochen Krankenhausaufenthalt ziemlich müde und kam nicht so richtig wieder auf die Beine. Das Q10 hat alles wieder ins Lot gebracht! Ich habe mehr Energie als vor meiner Operation und habe mit der Einnahme sofort gemerkt, wie ich jeden Tag mehr Schwung bekam. Zudem ist es ja eine gute Krebsvorsorge. Ich habe es jetzt auch meinem Vater (87 Jahre) gegeben und er berichtet ebenfalls, dass er sich fitter fühlt."

Linus, 57 Jahre

Alpha-Liponsäure

Das natürliche Antioxidans Alpha-Liponsäure (auch Thioctansäure genannt) ist eine schwefelhaltige Fettsäure und wartet ebenfalls mit einer breiten Wirkung im Körper auf. Sie ist in den Mitochondrien aller Körperzellen vorhanden und wie das Coenzym Q10 für die Energieproduktion essentiell. Zudem zeigt die Alpha-Liponsäure eine besonders wirkungsvolle und breit gefächerte antioxidative Wirkung. Sie wirkt entzündungshemmend, erhöht die Insulinempfindlichkeit und verzögert die Alterung der Zellen. Zudem wirkt sie antimutagen und antikarzinogen.
Die Alpha-Liponsäure wird in geringen Mengen selbst im Körper gebildet und auch mit der Nahrung (Rindfleisch und Innereien) wird eine kleine Menge aufgenommen.

Die Alpha-Liponsäure bringt Energie und gibt Schutz

Die Alpha-Liponsäure ist ein starkes Antioxidans

Die Alpha-Liponsäure durchdringt mit Leichtigkeit die Blut-Hirn-Schranke und ist deshalb fähig, auch im Gehirn antioxidativ zu wirken. Sie dringt in wasserlösliche und fettlösliche Gewebestrukturen ein und wird dort zu Dihydroliponsäure umgewandelt, was ein noch stärkeres Antioxidans ist und so noch effektiver freie Radikale abfangen kann. Zudem aktiviert Alpha-Liponsäure andere Antioxidantien wie Vitamin E und C oder Coenzym Q10, die ansonsten im Körper nicht voll verwertet werden können; deswegen wird die Alpha-Liponsäure auch manchmal das Antioxidans der Antioxidantien genannt.

Alpha-Liponsäure bei Diabetes und Polyneuropathien

Alpha-Liponsäure senkt den Blutzuckerspiegel, erhöht die Insulinempfindlichkeit und schützt das Gewebe vor einer Schädigung durch freie Radikale, die durch Schwankungen des Blutzuckerspiegels entstehen. Durch diese wertvollen Eigenschaften ist die Alpha-Liponsäure auch eine wertvolle Hilfe beim metabolischen Syndrom (eine Vorstufe von Diabetes). Sie wirkt auch der Leberverfettung entgegen, die mit dem metabolischen Syndrom einher geht, und schützt die Leber generell vor oxidativen Schäden. Alpha-Liponsäure verbessert auch den Fettstoffwechsel und hilft, Fett zu verbrennen.

Ungefähr die Hälfte aller Diabetiker entwickelt mit der Zeit durch die Schädigung des peripheren Nervensystems eine Polyneuropathie. Das zeigt sich in einer eingeschränkten Sensitivität der Gliedmaßen, Einschränkungen der Beweglichkeit und teils starken Schmerzen. Alpha-Liponsäure wird in Deutschland schon seit vielen Jahrzehnten verschrieben, um der Neuropathie entgegen zu treten. Es gibt viele Studien, die zeigen, dass mit Alpha-Liponsäure schon innerhalb weniger Wochen sehr deutliche Verbesserungen die Regel sind, bis hin zur Beschwerdefreiheit.

Auch bei der diabetischen Retinopathie und dem chronischen, durch Diabetes ausgelösten Nierenversagen zeigen Studien, dass die Zellen durch die Alpha-Liponsäure geschützt werden und die Krankheit oft verhindert werden kann.

Alpha-Liponsäure schützt das Nervensystem

Da das Gehirn viel Energie verbraucht, werden dort viele freie Radikale gebildet. Da die Alpha-Liponsäure die Blut-Hirn-Schranke überwindet, kann sie dort effektiv ihre Wirkung entfalten.

Bei Schlaganfällen hilft die Alpha-Liponsäure, die Schäden durch die Ischämie zu begrenzen.
Es gibt in verschiedenen Studien Hinweise darauf, dass bei den ernsten Erkrankungen Multiple Sklerose, Parkinson und Alzheimer die Einnahme von Alpha-Liponsäure den Verlauf der Krankheit günstig beeinflusst.
Bei Verletzungen reduziert die Alpha-Liponsäure den Schaden und unterstützt die Neuorganisation des Hirn-Gewebes.
Generell schützt Alpha-Liponsäure das Gehirn und verbessert auch kognitive Funktionen und das Langzeitgedächtnis. Viele Menschen fühlen sich mit Alpha-Liponsäure geistig einfach fitter.

Alpha-Liponsäure zur Entgiftung

Die Alpha-Liponsäure sollte nur alleine eingenommen werden, da sie sich ansonsten als „Chelator" an Schwermetalle bindet. Wenn man sie also zusammen mit einer Mahlzeit oder mit anderen Nahrungsergänzungsmitteln einnimmt, wird sie dadurch schnell unwirksam gemacht, da sie sich noch im Magen an die vorhandenen gerade aufgenommenen Mineralien bindet.
Wenn man das beachtet, hat die Alpha-Liponsäure hervorragende entgiftende Eigenschaften. Sie bindet im Körper Metallionen und bildet mit ihnen Komplexe, die dann über den Darm ausgeschieden werden. Dabei „weiß" die Alpha-Liponsäure, welche Metalle entfernt werden sollen. Das heißt, sie bindet sich an freie Metallionen und lässt die Enzyme und andere Moleküle, in denen Metallionen enthalten sind, in Frieden.
Bevorzugt bindet die Liponsäure Blei, Kadmium, Kupfer, Quecksilber und Eisen. Bei chronischen Metallintoxikationen (z.B. die Quecksilbervergiftung, die durch das Amalgam in den Zähnen recht häufig vorkommt) hat die Liponsäure den Vorteil, dass sie im Vergleich mit anderen Komplexbildnern, die zur Entgiftung verwendet werden, sehr gut verträglich ist.

Bei unseren Volkskrankheiten spielt häufig eine chronische Schwermetall-Vergiftung eine große Rolle. Die in Studien beobachtete gute therapeutische Wirkung der Alpha-Liponsäure lässt sich vor allem auf diese gute entgiftende Wirkung zurückführen.

Weitere Behandlungsmöglichkeiten mit Alpha-Liponsäure

Das Behandlungsspektrum der Alpha-Liponsäure ist sehr weit gefasst. Der US-amerikanische Arzt Dr. Burton Berkson berichtete in einer Studie von 1998 davon, dass er die Alpha-Liponsäure mit großem Erfolg zur Behandlung von Hepatitis C eingesetzt habe. Außerdem setzte er die Alpha-Liponsäure erfolgreich (zusammen mit niedrig dosiertem Naldextron) bei rheumatoider Arthritis, Lupus und Autoimmunerkrankungen ein.
Bei Migräne zeigte eine Studie, dass 600 mg tägliche Einnahme die Häufigkeit und Schwere von Migräneattacken reduzierte. Die Alpha-Liponsäure hemmt auch bei Asthma die Entzündung der Bronchien und verringert die übermäßige Responsivität. Bei HIV-Infektionen hemmt die Alpha-Liponsäure die Virusreplikation.
Zudem gibt es deutliche Hinweise darauf, dass die Alpha-Liponsäure hilft, Krebs zu bekämpfen.
Die Alterung der Zellen hängt wesentlich davon ab, wie die Mitochondrien arbeiten.Da die Alpha-Liponsäure die Mitochondrienfunktion stark verbessert, kann es ganz zu recht als ein fantastisches Anti-Aging-Mittel bezeichnet werden. Das zeigt sich in einer verbesserten Herzfunktion und Hirnfunktion. Das heißt, man lebt mit der Alpha-Liponsäure länger und vor allem gesünder. Man ist nicht nur gesünder, sondern sieht auch jünger aus, da das Gewebe straffer und die Haut schöner ist. Die Fettverbrennung wird ebenfalls angekurbelt, was zu weniger Pfunden führt.
Bei Burn-Out ist die Alpha-Liponsäure durch die Anregung der Mitochondrienfunktion eines der Mittel der Wahl.

Einnahme und Dosierung

Die Alpha-Liponsäure gibt es in zwei verschiedenen Formen, der R(+)Alpha-Liponsäure, die der natürlichen Form entspricht, die auch im Körper vorkommt, und der S(–)Alpha-Liponsäure, die synthetisch hergestellt wird. Der Differenz der beiden Formen in der Struktur ist gering, macht aber doch einen bedeutenden Unterschied in der Wirkung aus. Denn nur die R-Form der Alpha-Liponsäure hat eine gesundheitsfördernde Wirkung; die S-Form hat keine Funktion und wirkt möglicherweise sogar belastend für den Organismus.

Deshalb ist ein Nahrungsergänzungsmittel mit der reinen R-Alpha-Liponsäure der S-Form überlegen. Leider bieten die meisten Anbieter eine Mischform von jeweils 50 % der R-Form und S-Form an, was immerhin besser ist, als gar keine Alpha-Liponsäure zu nehmen. Wenn Sie Schwierigkeiten haben, ein Präparat mit reiner R-Form zu finden, müssen Sie sich also mit diesem Mischpräparat behelfen.

Die Dosis beträgt zur Vorbeugung 300 bis 600 mg pro Tag. Die therapeutische Dosis bei ernsteren Beschwerden wie z.B. Polyneuropathie beträgt 600 bis 1800 mg pro Tag.

Alpha-Liponsäure wird weit besser aufgenommen, wenn man es zwischen den Mahlzeiten einnimmt und auch keine anderen Nahrungsergänzungsmittel dazu nimmt.

Es sind in klinischen Studien mit Dosierungen bis zu 2400 mg am Tag keine Nebenwirkungen aufgetreten; die Alpha-Liponsäure gilt als ein sehr sicherer Stoff. Allerdings sollte man über längere Zeit keine exzessiv hohe Dosen einnehmen (über 1800 mg/Tag), da es in Studien Hinweise darauf gibt, dass die mitochondrienfördernde Wirkung sich dann umkehrt und es in den Mitochondrien zu Schädigungen kommen kann.

Erfahrungsberichte

Wirkt Wunder bei Polyneuropathie

„Ich habe seit 17 Jahren Diabetes und spritze Insulin. Seit der Einnahme von Alpha-Liponsäure sind meine Werte so gut wie noch nie. Meine starke Polyneuropathie ist fast völlig verschwunden; ich habe nur noch selten Schmerzen. Ich habe allerdings auch eine gute Dosis, zwei mal täglich 600 mg eingenommen. Wirklich ein Wundermittel!“

Hermann, 71 Jahre

Mehr Energie und Haare bekommen Farbe

„Ab dem fünften Tag der Einnahme merkte ich, wie ich richtig Lust auf Bewegung bekam. Ich bin aktiver und energiegeladen und die Quelle ist eindeutig die Alpha-Liponsäure. Jetzt nach drei Monaten Einnahme merke ich auch, wie mein Bindegewebe straffer geworden ist und ich frischer aussehe. Ich fühle mich so gut wie schon lange nicht mehr. Außerdem wachsen mir wieder dunklere Haare nach. Ich habe nicht viele weiße Haare und färbe sie nicht, also kann ich das gut beobachten. Ich habe eindeutig weniger weiße Haare als vor drei Monaten.“

Annegret, 43 Jahre

5-HTP

5-HTP (5-Hydroxytryptophan) ist bei uns leider noch viel zu wenig bekannt. Dabei ist es ein sehr hilfreiches und wirksames Nahrungsergänzungsmittel mit so gut wie keinen Nebenwirkungen. 5-HTP ist eine Aminosäure, die aus den Samen der afrikanischen Schwarzbohne gewonnen wird. Im Gehirn ist 5-HTP der Zwischenstoff zwischen der Aminosäure L-Tryptophan und Serotonin. Auch Tryptophan wird häufig bei Serotoninmangel eingenommen, allerdings ist 5-HTP noch besser verträglich als Tryptophan. Da aus Serotonin das für unseren Schlaf wichtige Melatonin hergestellt wird, kommt es bei einem Mangel auch zu Schlafproblemen. Natürlicherweise kommt L-Tryptophan auch in geringen Mengen in Bananen und Schokolade vor, die beide auch als Stimmungsaufheller bekannt sind.

Aus 5-HTP wird also der wichtige Neurotransmitter Serotonin im Gehirn gebildet, das bei uns vor allem als Glückshormon bekannt geworden ist. 5-HTP durchdringt ohne Probleme die sogenannte Blut-Hirn-Schranke und führt zu einem Anstieg der Synthese von Serotonin im zentralen Nervensystem.

Serotonin hat vielfältige Auswirkungen auf das Herz-Kreislauf-System, auf den Verdauungstrakt und auf das Nervensystem. Die bekannteste Wirkung von Serotonin ist seine Auswirkung auf unsere Stimmung. Serotonin macht gelassen und zufrieden, bringt innere Ruhe und vertreibt Ängste, Kummer und sogar ziemlich wirksam Hungergefühle.

5-HTP ist in den letzten Jahrzehnten sehr gut erforscht worden und erlebt im Moment eine neue Blüte.

Symptome eines Serotonin-Mangels

Unser moderner Lebensstil mit all dem Stress und den schlechten Ernährungsgewohnheiten führt dazu, dass viele Menschen einen Serotonin-Mangel haben. Vor allem Verdauungsbeschwerden wie Nahrungsmittelunverträglichkeiten und das Leaky-Gut-Syndrom (durchlässige Darmwände) können einen Mangel verursachen. Dies kann zu Depressionen und Antriebslosigkeit, häufigen Kopfschmerzen und Übergewicht führen. Häufig leiden Menschen mit Serotonin-Mangel auch an nächtlichen Heißhungerattacken nach Zucker und Kohlenhydraten, da diese dann das Gehirn zur Ausschüttung von mehr Neurotransmittern anregt. Da nur bei genügend Serotonin auch genügend Melatonin hergestellt werden kann, gehören auch Schlafprobleme zu den Symptomen.
Die folgenden Symptome können von einem Serotonin-Mangel verursacht sein:

- Depressionen und Antriebslosigkeit
- Übergewicht
- Heißhunger nach Zucker und Kohlenhydraten
- Schlaflosigkeit und Einschlafprobleme
- Narkolepsie
- Migräne und Spannungskopfschmerzen
- Prämenstruelles Syndrom
- Fibromyalgie (chronische Schmerzen in Muskeln und Gewebe)

Bei all diesen Symptomen ist von sehr guten Erfolgen mit 5-HTP berichtet worden. 5-HTP wirkt stimmungsaufhellend, steigert den Antrieb und führt zu größerer Ausgeglichenheit und Ruhe. Es wirkt sogar hervorragend bei therapieresistenten Depressionen. Diese Wirkung auf die Seelenlage ist wohl der häufigste Grund, weswegen es Menschen als Nahrungsergänzung einnehmen.

Die Wirkung von genügend Melatonin, das nur mit einer genügend großen Menge Serotonin gebildet wird, ist ebenfalls sehr wichtig. Es führt zu leichterem Einschlafen und einem festeren und besseren Durchschlafen. Abgesehen davon erfüllt Melatonin vielfältige Anti-Aging-Funktionen in unserem Körper.
5-HTP verhindert wirksam Heißhungerattacken und senkt auch generell den Appetit. Übergewichtige Menschen haben häufig einen geringeren Serotonin-Spiegel im Gehirn. In Studien konnte deutlich erwiesen werden, dass Probanden, die 5-HTP bekamen, im Vergleich zur Kontrollgruppe mehr an Gewicht verloren.
5-HTP ist zudem ein in vielen Bereichen sehr wichtiges Hormon; es hilft bei der Regeneration von Leber, Bauchspeicheldrüse und Gefäßen und ist wichtig für die Blutdruckregulation.
Bei einem Mangel an Serotonin sind auch Migräneattacken sehr häufig. Migräne wie auch Fibromyalgie gehen oft mit einem Mangel an Serotonin einher. Beides kann sehr effektiv mit 5-HTP behandelt werden, oft bis zur Schmerzfreiheit. Das ist fantastisch, da es bei beiden Beschwerden nicht so viele wirksame Behandlungsmethoden gibt.

Die Dosierung von 5-HTP

Man sollte mit einer etwas geringeren Menge 5-HTP beginnen als man sie später täglich einnimmt. Zwei mal täglich 50 mg ist eine gute Einstiegsdosis. Diese Dosis können Sie nach einer Woche auf das Doppelte, zwei mal 100 mg, am Tag steigern und prüfen, ob Ihre Symptome so besser werden. Mit dieser Dosierung erzielen die meisten Menschen gute Erfolge. In Ausnahmefällen könnte auch eine Dosis von drei mal 100 mg am Tag günstiger sein oder auch zwei mal am Tag 200 mg, wenn ansonsten die niedrigere Dosis kei-

ne Verbesserung gebracht hat. 5-HTP hat eine Halbwertszeit von vier Stunden, also sollte man es zwei bis drei Mal am Tag nehmen. Zum Abnehmen kann man 5-HTP eine halbe bis eine Stunde vor den Mahlzeiten einnehmen. Bei Schlaflosigkeit empfiehlt es sich, es eine halbe bis eine Stunde vor dem geplanten Schlafengehen einzunehmen. Manche Menschen reagieren allerdings derart auf 5-HTP, dass sie, anstatt sich zu entspannen, eher wach und munter werden. Welche Wirkung es wann hat, muss man selbst ausprobieren. Wenn man munter werden sollte, kann man die Dosis auch morgens und nachmittags um 15 Uhr einnehmen.
Wichtig ist, dass Sie 5-HTP nur einnehmen, wenn Sie an mehreren der oben erwähnten Symptome leiden. Wenn Sie einen normalen Serotoninspiegel haben, wird die Einnahme sonst wenig oder keine Wirkung zeigen.
Ansonsten gibt es bei Einnahme von 5-HTP nur selten Nebenwirkungen. Es kann in den ersten Wochen zu leichten Magenschmerzen oder einem flauen Gefühl im Magen kommen; eventuell sollte man die Dosis dann reduzieren. Selten wird Kopfweh beschrieben. Ebenfalls selten kann es anstatt zu weniger Hunger zu größerem Appetit führen. Was allerdings häufig unter 5-HTP vorkommt, sind sehr lebhafte Träume, oft schon in der ersten Nacht nach der Einnahme. Das empfinde ich eher als spannend, doch manchen Menschen kann das auch zu viel sein. Meist geben sich die lebhaften Träume nach einiger Zeit wieder.

Ein guter Prozentsatz der Menschen, die 5-HTP einnehmen, berichten, dass sich nach mehreren Wochen oder Monaten Einnahme die Wirkung reduziert. Deshalb sollte man, wenn man dies bemerkt, 5-HTP ausschleichen und für zwei bis vier Wochen eine Pause machen. In der Regel ist nach der Pause die Wirkung wieder wie zu Beginn der Einnahme.

Auch wenn es bei 5-HTP nur selten beschrieben worden ist, kann es unter 5-HTP wie auch unter den konventionellen Medikamenten SSRIs (Serotonin-Wiederaufnahmehemmern) grundsätzlich zu dem Serotonin-Syndrom kommen. Es treten Symptome auf wie Hitzegefühle, Bluthochdruck, Fehlorientierung und unwillkürliches Muskelzucken auf. Man sollte also vorsichtig sein und einen kompetenten Arzt oder Heilpraktiker fragen, wenn man 5-HTP mit SSRIs kombinieren möchte. Diese Symptome gehen aber schnell wieder vorbei, wenn man die Einnahme von 5-HTP weglässt.
Mit gleichzeitiger Gabe von Johanniskraut gibt es sehr gute Erfahrungen, man sollte trotzdem vorsichtig dosieren.
Tryptophan ist ebenfalls als Nahrungsergänzungsmittel erhältlich, geht aber viel langsamer ins Gehirn als 5-HTP und ist deshalb weniger effektiv. Die direkte Gabe von Serotonin ist nicht möglich, da es nicht die Blut-Hirn-Schranke durchdringt.

Erfahrungsberichte

Viele Verbesserungen!

„Tatsächlich hat mir 5-HTP viele Vorteile gebracht. Hier sind die wichtigsten davon:

- ich habe mehr Power, fühle mich viel effizienter
- bessere kognitive Fähigkeiten
- viel bessere Laune
- weniger Grübeln und schlechtes Nachdenken über mich
- Darmprobleme wurden nach zwei Wochen viel besser
- ich brauche nur noch die Hälfte meiner Zigaretten

Ich empfehle es jedem, der sich irgendwie schlecht fühlt oder Darmprobleme hat.“

Martin, 33 Jahre

Bessere Stimmung und mehr Antrieb

Robert leidet an vor allem morgendlichen Depressionen, viel Grübeln und generellen Ängsten, zudem an starken Schlafproblemen und Reizdarm. Nach vier Wochen 5-HTP hat er einige positive Veränderungen festgestellt. Er hat viel mehr Antrieb und die Arbeit fällt ihm leichter. Generell hat er bessere Laune und nimmt den Alltag leichter. Er schläft immer noch spät ein, schläft aber besser und tiefer. Seine morgendlichen Depressionen haben sich leicht gebessert, genau so wie seine Darmprobleme. Er hat auch abends weniger Hunger und hat in vier Wochen ein Kilo abgenommen, obwohl das eigentlich kein Thema war.

Herbstblues fällt aus und besserer Schlaf

„Ich habe 5-HTP eingenommen, um meinen Herbstblues zu behandeln und meinen Schlaf zu verbessern. Es macht mich weder euphorisch und auch nicht müde, wie es manche Menschen berichten. Tatsächlich habe ich weiterhin schwankende Stimmungen, wie andere Leute auch, und mir geht es schlecht, wenn etwas Blödes passiert. Allerdings hängt es mir nicht mehr so lange nach, ich kann es schnell wieder sein lassen, darüber nachzudenken. Über positive Ereignisse freue ich dagegen länger als vorher. Insgesamt fühle ich mich ausgeglichener, trotz der Jahreszeit.

Schon ab dem zweiten Tag wurde mein Schlaf wieder erholsamer. Ich grübele im Bett nicht mehr, sondern schlafe statt dessen schnell ein. Sonst war besonders der Herbst eine schwierige Zeit für mich. Ich kann 5-HTP voll und ganz empfehlen."

Lena, 30 Jahre

Fibromyalgie wird besser

„Ich leide immer wieder an starken Muskel- und Sehnenschmerzen (Fibromyalgie) und habe mir 5-HTP deswegen gekauft. Ansonsten gibt es ja kaum etwas, was man bei dieser Erkrankung nehmen kann. Ich bin nach zwei Monaten Einnahme sehr zufrieden. Schon nach der ersten Einnahme wurden die Schmerzen weniger. Jetzt bin ich an den meisten Tagen schmerzfrei, und an den anderen Tagen sind die Schmerzen nur leicht da. Ich habe versuchsweise die Tabletten weggelassen und schon waren die Schmerzen wieder da. Also nehme ich es immer. Zudem habe ich weit weniger Hunger, was klasse ist, und natürlich ist meine Stimmung besser."

Anja, 51 Jahre

Klarere Träume

„Ich schlafe mit 5-HTP gut und tief und fühle mich regeneriert, wenn ich aufwache. Außerdem sind meine wirren Träume sehr viel klarer geworden. Da ich ein Traumbuch führe und mich viel mit Träumen beschäftige, war das mein Hauptgrund, 5-HTP zu nehmen. Allerdings merke ich auch, wie ich ausgeglichener bin."

Dana, 27 Jahre

Zusatzstoffe und Trennmittel

Je weniger Trenn- und Füllstoffe eine Kapsel enthält, um so weniger Ballast nehmen Sie zusätzlich auf. Auch Süßstoffe wie Cyclamat, Aspartam oder Saccharin sollten nicht enthalten sein, desgleichen Konservierungsstoffe, Farbstoffe und Allergene. Damit Vitamine und andere Stoffe erhalten bleiben, achten Sie auch auf ein Kaltherstellungsverfahren. Das schont die Inhaltsstoffe. Diese Kriterien schließen schon mal fast alle günstigen Produkte in Drogerien aus, die in der Regel viel zu gering dosiert sind und zu viel an überflüssigem bis schädlichem Ballast enthalten. Lesen Sie also genau in der Inhaltsbeschreibung nach, was enthalten ist.

Achten Sie auch darauf, wo das Produkt hergestellt wurde und wie lange die Firma schon auf dem Markt ist. Am Besten hat die Firma ihren Sitz in Europa oder den USA (wenn Sie allerdings direkt in den USA bestellen, kann Zoll anfallen). In Asien wird die Herstellung möglicherweise nicht so strikt kontrolliert und das Produkt könnte schadstoffbelastet sein (viele Nahrungsmittel aus China sind es). Prüfen Sie auch die Rezensionen. Erscheinen Sie Ihnen schlüssig oder gekauft, wie es manchmal der Fall ist?

Die meisten Firmen verwenden bei der Herstellung der Kapseln chemische Fließ- und Füllmittel, um das Pulver schneller einzufüllen und so Kosten zu sparen. Ein beliebter Stoff ist das Magnesiumstearat (E572), das dafür sorgt, dass beim Verkapseln die Maschinen nicht verkleben. Es gilt von den Gesundheitsbehörden als gesundheitlich unbedenklich, doch die Stimmen aus naturheilkundlicher Sicht mehren sich, dass es immunschwächende und allergische Reaktionen auslösen kann.

Die gesundheitliche Auswirkung ist noch nicht ganz klar, aber eine Nebenwirkung scheint gesichert zu sein: Magnesiumstearat hat eine hemmende Wirkung auf die Bioverfügbarkeit von dem enthaltenen Stoff, und zwar ungefähr zu 70 %. Das heißt, dass man 70 % weniger Nutzen von dem Mittel hat! Übrigens: wenn auf der Packung bei den Inhaltsstoffen „Magnesiumsalze der Speisefettsäuren" steht, ist das dasselbe wie Magnesiumstearat. Zum Glück gibt es allmählich immer mehr Anbieter, die auf diesen Stoff verzichten!

Billig ist übrigens nicht immer am Besten! Die Herstellung qualitativ hochwertiger Produkte in einer guten Dosierung hat seinen Preis. Einige Anbieter bieten Produkte an, die schlichtweg zu ihrem günstigen Preis nicht hergestellt werden können. Prüfen Sie also gut, bevor Sie sich für ein Produkt entscheiden und wenden Sie sich eventuell an die Hersteller. Wenn Ihre Fragen willkommen sind und kompetent beantwortet werden, ist das schon mal ein gutes Zeichen.

Da ich viele Zuschriften mit Bitten um Namen bekomme, möchte ich hier noch ein paar Empfehlungen geben Prüfen Sie immer auch immer selbst die Inhaltsstoffe. Ich bin bei jedem Kapitel der jeweiligen Stoffe darauf eingegangen, auf welche Kriterien Sie achten sollten!

Die Firma Bioprophyl bietet Nahrungsergänzungsmittel an, die ich sehr empfehlen kann und zum Teil seit Jahren regelmäßig einnehme. Das OPC von Bioprophyl möchte ich besonders hervorheben. Bei den Omega-3-Fettsäuren empfehle ich die Firma Norsan, vor allem ihr Algenöl. lefeurope ist auch empfehlenswert. Lifeplus bietet ebenfalls gute Produkte, das Empfehlungsmarketing liegt allerdings nicht jedem.

Die tägliche Basisversorgung

Ich empfehle Ihnen täglich folgende Nahrungsergänzungsmittel:

OPC und Vitamin C

OPC ist ein sehr breit wirkendes Antioxidans, das sich vielfältig positiv im Körper auswirkt. Vitamin C sollte man immer zusammen mit OPC einnehmen, da seine Wirkung so verstärkt wird.

Magnesium

Da fast jeder Mensch Magnesiummangel hat und es an vielen Stoffwechsel-Prozessen im Körper beteiligt ist, ist die tägliche Magnesium-Einnahme ein Muss!

Omega-3-Fettsäuren

In unserer Nahrung sind viel zu wenig Omega-3-Fettsäuren enthalten, Nehmen Sie täglich Leinöl oder Fisch/Algenöl zu sich.

MSM (Schwefel)

MSM wirkt vorbeugend gegen Entzündungen aller Art und ist ein wichtiges Mineral für die Schönheit von Haut und Haaren.

Vitamin D und Vitamin K

Wenn Sie einen Mangel an Vitamin D festgestellt haben, ist die Einnahme von Vitamin D äußerst wichtig für Ihr Wohlbefinden. Zusätzlich sollte man immer auch Vitamin K einnehmen.

Selen

Da wir in Deutschland in einem Mangelgebiet leben, ist eine tägliche Gabe von Selen sehr empfehlenswert.

Empfehlung zur Einnahme

Morgens: Vitamin D, Vitamin K, Vitamin C, OPC, Magnesium, Omega-3-Fettsäuren, MSM.
Mittags: eventuell Vitamin C
Abends: Vitamin C, Magnesium, MSM
Zwischendurch: Selen

Wenn es morgens nicht passen sollte, spricht auch nichts dagegen, die große Dosis an verschiedenen Nahrungsergänzungsmitteln mittags zu sich zu nehmen.
Da Vitamin C und manchmal auch andere Stoffe den Magen reizen können, ist es am besten, die NEMs zu oder nach den Mahlzeiten zu nehmen, aber da müssen Sie vielleicht ein bisschen ausprobieren, wie empfindlich Sie sind. Nur Selen bitte zwischen den Mahlzeiten. Achtung: wenn Sie OPC nehmen, kein Eiweiß dazu essen! Da die Vitamine D und K fettlöslich sind, ist es gut, Omega-3-Fettsäuren in Form von Fischöl oder Leinöl dazu zu nehmen. Wenn Sie ein höher dosiertes Präparat für Vitamin D einnehmen, müssen Sie es natürlich nur ein- oder zwei Mal die Woche einnehmen. Leinöl können Sie natürlich als Zusatz zu Ihrer normalen Nahrung essen, wann immer Sie wollen!
Grundsätzlich können Sie fast alle Nahrungsergänzungsmittel zusammen einnehmen, nur Selen und Alpha-Liponsäure sollten Sie einzeln zu einer anderen Zeit einnehmen.

Ich empfehle Ihnen, alle diese Vitalstoffe auf der vorigen Seite täglich als Dauerversorgung. Das wird auf breiter Front Krankheiten vorbeugen und Ihrer Gesundheit einen deutlichen Schub geben. Die anderen Stoffe, die in diesem Buch behandelt werden, können Sie auch ohne besondere Symptome kurweise, also für mehrere Wochen oder Monate, einnehmen. 5-HTP ist nur bei Serotoninmangel einzunehmen. DMSO sollten Sie eher als All-

zweck-Heilmittel bei Schmerzen und Entzündungen nutzen. Sie können es aber auch ohne besondere Beschwerden in geringer Menge kurweise einnehmen.
Wenn Sie die Beschreibungen der anderen, nicht als Grundversorgung aufgeführten Nahrungsergänzungsmittel aufmerksam gelesen haben, werden Sie wissen, welche Mittel bei welchen Symptomen etwas bewirken und was für Sie im Moment das Richtige ist.

Falls Sie noch mehr für sich tun wollen und einem generellen Mineralienmangel vorbeugen möchten, ist es auch sehr empfehlenswert, täglich einen Teelöffel Mineralienpulver (z.B. von Schindele's Mineralien) einzunehmen. Auch ein Vitamin B-Präparat, das alle B-Vitamine enthält, kann hilfreich sein. Da wir in Deutschland in einem Jodmangel-Gebiet leben, kann auch eine zusätzliche Jodgabe in Form von Lugolscher Lösung empfehlenswert sein. Davor sollte man allerdings die Schilddrüsenwerte untersuchen lassen.

Es ist natürlich klar, dass es auch ein Defizit an anderen Stoffen im Körper geben kann, das Ihr Wohlbefinden beeinträchtigt. Denn wenn Sie beispielsweise einen frappanten Eisenmangel haben sollten, wird sich Ihr Allgemeinbefinden zwar mit den Basis-Nahrungsergänzungsmitteln deutlich verbessern, aber ein Stoff wird eben immer noch fehlen und dieser Stoff wirkt wie ein Nadelöhr, das verhindert, dass es Ihnen richtig gut geht!

Wenn Sie sich also mit den genannten Nahrungsergänzungsmitteln nicht bedeutend besser fühlen, empfehle ich Ihnen, alle Werte testen zu lassen, auch die Hormonwerte. Dafür gehen Sie zu einem dafür spezialisierten Arzt für orthomolekulare Medizin – nicht zu Ihrem Hausarzt! – und lassen einen kompletten Mineral- und Vitaminstatus inklusive der Hormone erstellen. Bei der Gesellschaft für Orthomolekular-Medizin finden Sie eine Liste von Therapeuten für jedes Bundesland: www.dgom.de oder fragen Sie in entsprechenden Foren nach Empfehlungen.

Wenn Sie sich jetzt fragen sollten, ob Sie trotz Einnahme der Nahrungsergänzungsmittel immer noch auf Ihre Ernährung achten sollten: Ja, das sollten Sie! Auch wenn Gemüse und Obst weniger Vitalstoffe enthalten als in früheren Zeiten, sind doch in ihnen Stoffe enthalten, die Ihnen ebenfalls sehr gut tun wie z.B. die Vielfalt an sekundären Pflanzenstoffen und Enzymen. Denken Sie auch daran, dass Weißmehle (vor allem Weizen), Zucker, Transfette und ein Übermaß an Kohlehydraten und verarbeiteten Nahrungsmitteln Ihren Körper sehr belasten. Da die meisten Menschen auch einen Mangel an Eiweiß haben, der ja der Grundbaustoff für unseren Körper ist, ist es auch gut, da ein Auge darauf zu haben und sich bewusst immer wieder für eiweißreiche Nahrungsmittel zu entscheiden.

Mit der hier angegebenen Basisversorgung werden sich mehr als 90 % aller Menschen viel wohler fühlen. Sie werden sehr wahrscheinlich innerhalb von mehreren Wochen einen deutlichen Unterschied in Ihrem Befinden feststellen, bis dahingehend, dass viele Beschwerden wie Wachs in der Sonne dahinschmelzen und Sie sich weit lebendiger und vitaler fühlen.

Weitere empfehlenswerte Stoffe

DMSO – Ein universell anwendbares Heilmittel

In den ersten beiden Auflagen war DMSO bei den zehn Nahrungsergänzungsmittel dabei, doch da es eher ein Heilmittel ist und ich außerdem inzwischen ein Extra-Buch über seine fantastischen Eigenschaften geschrieben habe, habe ich dieses Kapitel jetzt weiter nach hinten im Buch verschoben.

DMSO oder Dimethylsulfoxid ist ein Naturstoff, der bei der Holzverarbeitung gewonnen wird. Es ist eine geruchlose, dünnflüssige und durchsichtige Flüssigkeit, die eine Vielzahl von bemerkenswerten Wirkungen auf Mensch und Tier ausübt. DMSO ist sozusagen der Bruder von MSM, da im Organismus ein Teil von DMSO zu organischem Schwefel, MSM, umgewandelt wird, das ich Ihnen schon in einem vorigen Kapitel ausführlich vorgestellt habe. Jedoch wird DMSO weniger als Nahrungsergänzung angewendet, sondern als äußerst vielseitiges Therapeutikum, das in der Anwendung weit über MSM hinausgeht.

DMSO besitzt eine einzigartige Molekularstruktur, was eine Erklärung dafür liefert, warum es so vielfältig wirkt. Die meisten Stoffe verbinden sich entweder mit Wasser oder mit organischen Substanzen wie Fette oder Eiweiße. DMSO hingegen verträgt sich mit wässrigen wie organischen Substanzen gleich gut. Daher kommt die erstaunliche Lösungsfähigkeit von DMSO, wenn man es auf die Haut aufbringt.
Wie kein anderes Mittel dringt es in unseren Körper ein und kann dort im Gewebe, wo ansonsten Stoffe nicht hinkommen, seine erstaunlich heilende Wirkung entfalten. So kann es auch Salben

oder andere Stoffe, die nicht weit genug in den Körper eindringen können, um wirklich wirksam zu sein, mit huckepack nehmen.
DMSO hat wie MSM eine sehr große Bandbreite an Wirkungen und kann somit bei vielen Beschwerden eingesetzt werden. Im Grunde erfüllt es die Funktion einer Universalarznei, die regenerierend, schützend und heilend wirkt. In diesem Punkt ist DMSO wirklich einzigartig!
DMSO wirkt vor allem schmerzlindernd, entzündungshemmend, gefäßerweiternd, gerinnungshemmend, entwässernd und muskelentspannend, und das überall im Körper, wo man es hinbringt. Sogar bei schweren Schäden im Gewebe bewirkt es eine Reorganisation und Regeneration der Zellen. Es besitzt auch eine antioxidative und beruhigende Wirkung.

DMSO ist äußerst sicher

Nach jahrelanger Forschung kann man sagen, dass DMSO sich ausschließlich positiv auswirkt, wenn wir es in den Körper bringen. Seit den 60er Jahren des vorigen Jahrhunderts ist DMSO in unzähligen klinischen und experimentellen Studien erforscht worden. Die Zahl der damit behandelten Menschen geht in die Millionen. Es gilt dem amerikanischen Arzt und DMSO-Erforscher Dr. M. Walker nach als „mehr als sieben Mal sicherer als Aspirin", was eine Arznei ist, die jeder kennt und wohl auch schon eingenommen hat. Allerdings hat es unter Aspirin-Einnahme Tote gegeben, mit DMSO nicht.
DMSO gilt als nicht krebserregend, nicht allergen und als insgesamt äußerst gut verträglich. Ein neuer Stoff oder Arzneimittel wird normalerweise einer ausführlichen Toxizitätsprüfung unterzogen, d.h. es wird an Fischen, Vögeln, Säugetieren und schließlich an Menschen geprüft. Bei diesen Prüfungen konnte man kaum genug DMSO in die Versuchstiere hinein bekommen, da DMSO sich als so gut verträglich erwies, dass die toxische Gren-

ze kaum gefunden werden konnte. Bei einer massiv vielfachen Dosierung dessen, was eine übliche Dosis ist, ergab sich nur, dass bei Hunden und Schweinen Kurzsichtigkeit festgestellt wurde (beim Menschen ist dies nie beobachtet worden). Daraufhin wurde DMSO in den USA in den 60er Jahren für einige Zeit verboten, was die Menschen allerdings nicht daran hinderte, weiter DMSO zu nehmen, da es auch als einfaches Lösungsmittel erhältlich ist.
Natürlich wurde DMSO auch hochdosiert an Menschen erforscht. Zum Beispiel wurden in den Jahren 1967 und 1968 in einer vielbeachteten Studie 100 gesunden Häftlingen über entweder 14 oder 90 Tagen die drei- bis 30fache Menge der üblichen Dosis DMSO über die Haut verabreicht. Es wurde von allen Häftlingen ohne Ausnahme gut vertragen. Weil man allerdings eine sehr große Menge DMSO auf die Haut brachte, musste ein Teil der Probanden die Behandlung wegen Hautirritationen abbrechen.

Da DMSO die Durchblutung anregt, kann es als Nebeneffekt zu Hautrötungen, Juckreiz oder leichtem Brennen kommen. In der Regel geht dies schnell wieder vorbei. Wenn es zu stark sein sollte, kann man die Lösung von der Haut abwaschen, woraufhin das Brennen und der Juckreiz sofort nachlassen. Dieser Effekt kann auch bei normaler Dosis auftreten und normalerweise gibt sich das nach wenigen Anwendungen, weil die Haut sich dann an DMSO gewöhnt hat.
Sehr selten sind auch leichte Kopfschmerzen, Schwindel oder Durchfall beschrieben worden. Das geht in der Regel nach einem Tag wieder vorbei.
Ein weiterer Nebeneffekt kommt daher, dass ca 1 % von DMSO im Körper zu einem Stoff umgewandelt wird, der leicht knoblauchartig riecht. Innerhalb von zwei bis drei Tagen wird er wieder vollständig abgebaut. Dieser leichte Geruch nach Knoblauch oder Austern aus dem Mund kann für manche Menschen ein Nachteil

sein, doch da man in der Regel DMSO nicht in großen Mengen als Daueranwendung benutzt, kann man dies für eine Weile ja in Kauf nehmen. Bei oraler Einnahme ist der Geruch stärker, wenn man kleinere Mengen lokal auf Gelenke einreibt, merkt man nur wenig von dem Knoblauchgeruch.

DMSO bei Schmerzen

Schon in den 60er Jahren des letzten Jahrhunderts galt DMSO als ein effektives Schmerzmittel. Ob bei Kopfschmerzen, akuten oder chronischen Gelenkschmerzen, Muskelschmerzen oder Schmerzen nach Verletzungen, bei allen Schmerzen hilft DMSO schnell und sicher. Oft unterdrückt DMSO nicht nur die Schmerzen, sondern führt zu einer echten Heilung, indem es die Ursache des Schmerzes wie z.B. die Entzündung beseitigt.
Sogar eine interessante Heilung von Phantomschmerz wurde von Dr. Walker in seinem umfassenden Buch „DMSO – Nature's healer" beschrieben.
Bei Bandscheibenproblemen ist es am besten, DMSO oral und über die Haut anzuwenden. Da die Heilung der Bandscheiben vor allem über Diffusion von Nährstoffen in die Bandscheibe erfolgt, ist DMSO hier das Mittel der Wahl.
Das Schulter-Arm-Syndrom, das mit heftigen Schmerzen verbunden sein kann, spricht hervorragend auf DMSO an. Es kann sogar bei verkalkten Schultern helfen.
Bei Arthrose, ein schmerzhaftes und häufiges Leiden, zeigt DMSO (neben MSM) sehr gute Ergebnisse. Auch die Arthritis, in die die Arthrose oft übergeht, ist eines der Hauptanwendungsgebiete für DMSO. Sie kann gut und schnell mit DMSO behandelt werden.

Dr. Walker beschreibt in seinem Buch den Fall der 64jährigen Patientin Ruth Lewis, die schon 20 Jahre an rheumatoider Arthritis litt und sich nur noch mit einer vierbeinigen Gehhilfe fortbewegen konnte. Alle bisherigen Anwendungen blieben ohne Erfolg. Nachdem sie zusätzlich noch eine Rückenverletzung erlitten hatte und ihr sechs Monate strengste Bettruhe verordnet worden war, fürchtete sie, danach nicht wieder laufen zu können und ließ sich zur DMSO-Behandlung in eine Klinik bringen. Nach zweieinhalb Wochen täglicher Infusionen verließ sie die Klinik frei gehend ohne ihre Gehhilfe. Sie sagte: „Ich kann nicht beschreiben, was dieses Mittel für mich getan hat. Ich empfehle es nachdrücklich. Ich sah während meines Klinikaufenthalts viele Menschen kommen und gehen. Sie alle liefen gesund hinaus."

DMSO bei Entzündungen

Nicht nur bei Arthritis, sondern bei allen entzündlichen Prozessen im Körper wirkt DMSO abschwellend, gefäßerweiternd und entzündungshemmend. Auch bei Blasenentzündungen, entzündlichen Darmerkrankungen wie Morbus Crohn oder Colitis Ulcerosa, Parodontose, Asthma, Lungenentzündungen und Infekten jeder Art wirkt DMSO mit seinen spezifischen Eigenschaften heilend und lindernd.

DMSO bei Herz-Kreislauf-Erkrankungen

Da DMSO gefäßerweiternd wirkt und hilft, Ablagerungen aus den Gefäßen zu lösen, ist es auch für die Behandlung von Arteriosklerose und den Folgekrankheiten Herzinfarkt und Schlaganfall geeignet. Nach Infarkten wurde in vielen Fällen beobachtet, dass das durch Sauerstoffmangel geschädigte Gewebe sehr von der Gabe von DMSO profitiert. Zum Beispiel erholen sich Schlaganfall-Patienten schneller mit DMSO. Dabei muss die Dosis allerdings drastisch auf 1 bis 2 g pro kg am Tag erhöht werden.

DMSO bei Hautproblemen

Durch seine abschwellenden, antiallergischen und antientzündlichen Eigenschaften hilft DMSO bei Neurodermitis, Schuppenflechte, Sonnenbrand und anderen Hautproblemen. Auch bei Wunden hilft DMSO bei einer schnellen Wundheilung. Bei Pilzbefall oder Warzen sind ebenfalls sehr gute Erfolge bei der Anwendung von DMSO berichtet worden. Es gibt meiner Erfahrung nach keine Hauterkrankung, die nicht von DMSO profitiert.

DMSO bei weiteren Beschwerden

Mit DMSO werden verschiedene Augenerkrankungen wie Katarakt oder die Makula-Degeneration mit guten Erfolgen behandelt. Die Behandlung von Gicht zeigt durch die schmerzlindernden und antientzündlichen Eigenschaften von DMSO einen guten und schnellen Erfolg bei der Gichtzehe.

Es gibt mehrere Studien, die zeigen, dass DMSO auch ganz erstaunliche Ergebnisse bei Kindern erbrachte, die eine Entwicklungsstörung oder -verzögerung haben. Bei einer Untersuchung an fünfzig Kindern zwischen fünf und fünfzehn Jahren, die an Sprachstörungen und Lernschwierigkeiten litten, konnte die Behandlung mit DMSO einen großen Fortschritt in ihrer Persönlichkeit und ihrem Bewusstsein erbringen. Sie waren offener und wacher, weniger träge, hatten weniger Ticks und konnten besser sprechen, lesen und schreiben.

DMSO bei Krebserkrankungen

Auch bei einer der gefürchtetsten Krankheiten, Krebs, gibt es sehr hoffnungsvolle und erfolgversprechende Ansätze. Dr. Walker beschreibt in seinem Buch den Fall von einem Mann, John Floyd, der an einem Rektumkarzinom mit Metastasen in Lymphknoten und Leber litt. Die Frau seines behandelnden Arztes war zur selben Zeit ebenfalls an einem Rektumkarzinom erkrankt. Sie entschied sich für die Behandlung mit Chemotherapie; John Floyd hingegen ließ sich von dem Allgemeinarzt Dr. Tucker, den er zu dieser Behandlung überredete, mit einer Mischung aus DMSO und Hämatoxylin (ein natürlicher Holzfarbstoff, der gute Erfolge bei Krebs zeigt) behandeln. Sechs Wochen später war die Frau seines Arztes tot. Er selbst ging da schon wieder arbeiten und erhielt weiterhin jeden zweiten Tag Infusionen. Nach 18 Monaten entließ Dr. Tucker ihn als völlig geheilt. Es gibt noch mehr Erfahrungen und Geschichten von Patienten, die zeigen, dass DMSO noch nicht den ihm gebührenden Platz in der Krebstherapie erhalten hat. Weitere Studien und das wachsende Interesse der Menschen an alternativen Krebstherapien werden daran sicher in Zukunft etwas ändern.

DMSO-Anwendung für Tiere

Grundsätzlich ist DMSO hervorragend für alle Tiere geeignet, die wir um uns haben, wie Katzen, Hunde, Kühe, Schweine, Meerschweinchen usw. (bei Fischen und Insekten müssen Sie allerdings etwas experimentieren, da gibt es noch nicht so viele praktische Erfahrungen). Bei Tieren mit Fell hat man vielleicht etwas Mühe, die DMSO-Lösung auf die Haut zu bringen. Ein Pinsel mit harten Borsten kann da helfen, die Haare zu teilen und die Lösung auf die Haut zu tupfen.

Die äußerliche Anwendung ist vor allem bei lokalen Entzündungen, Schwellungen, Verletzungen oder Schmerzen angezeigt und wie beim Menschen kann man das ein bis mehrmals am Tag wiederholen. Die Lösung sollte 50 bis 70prozentig verdünnt sein.

Bei allen anderen Erkrankungen kann man DMSO auch oral geben. Da die Lösung nicht besonders gut schmeckt, kann man z.B. bei Hunden und Katzen mehrere Tropfen DMSO in etwas Hackfleisch mischen und es so dem Tier anbieten. Bei Kaninchen oder anderen Tieren kann man es auch in das Trinkwasser

geben. Zum Trinken sollte die Lösung wie für Menschen auch auf eine Mischung mit wenigen Prozenten DMSO verdünnt werden.
Man kann mit der Dosierung getrost großzügig vorgehen. Wie schon beschrieben, DMSO hat bei massiven Dosen über lange Zeit nur Kurzsichtigkeit bei manchen Tieren ergeben. Ansonsten gab es außer Hautirritationen keine Nebenwirkungen.
Bei Pferden ist es weit verbreitet, DMSO auch als Infusion zu geben. Für den Hausgebrauch ist das allerdings nicht geeignet, außer Sie haben einen Tierarzt, der sich mit DMSO auskennt.

Anwendung und Dosierung

DMSO ist vor allem über den Versandhandel im Internet erhältlich; in Apotheken ist es kaum zu finden oder sündhaft teuer. Kaufen Sie nur DMSO in einer Glasflasche, da es in einer Plastikflasche sonst mit dem Kunststoff reagieren könnte. Es sollte pharmazeutisch reine Qualität sein und möglichst 99,98 % oder 99,99 % reines DMSO enthalten. Das Siegel Ph. Eur. für pharmazeutische Reinheit bedeutet, dass das restliche 0,01 Prozent reines Wasser ist. Bei Anbietern, die diese Zertifizierung nicht besitzen, ist es völlig unklar, was noch im DMSO enthalten ist. Vom Preis her ist es relativ günstig. 100 ml kosten ungefähr 12 bis 15 Euro, und ein Liter sollte für höchstens 35 bis 40 Euro zu finden sein.

DMSO wird unter 18 Grad langsam fest, verflüssigt sich aber wieder schnell, wenn man es einer höheren Umgebungstemperatur aussetzt. Da das unverdünnte konzentrierte DMSO die Schleimhäute reizt und brennbar ist, sollte es immer gut verwahrt werden, so dass Kinder nicht an die Substanz kommen. Es ist unverdünnt und auch mit Wasser verdünnt – sofern man die Mischung sauber angesetzt hat – lange haltbar. Sie müssen es nicht gekühlt aufbewahren, Zimmertemperatur ist perfekt.

DMSO hat eine relativ lange Bioverfügbarkeit von bis zu drei Tagen. Das heißt, dass es sich im Körper anreichert, wenn man es jeden Tag einnimmt, was eine erwünschte Wirkung ist.

Äußerliche Anwendung

Das ist für die meisten Menschen in der Regel die Hauptanwendung von DMSO. Da man das unverdünnte DMSO höchstens als einzelnen Tropfen auf einer Warze oder ähnlichen sehr kleinen Hautarealen auftupft, brauchen Sie ein Gefäß aus Glas, in dem die verdünnte Mischung gut aufbewahrt werden kann, wie z.B. Braunglasflaschen oder Pipettenfläschchen. Gerade Pipettenfläschchen haben sich gut bewährt, da man gut damit dosieren kann.

Für Anwendungen auf der gesunden Haut kann man ganz normales Leitungswasser nehmen. Für Wunden können Sie das Leitungswasser auch abkochen oder destilliertes Wasser benutzen.

Geeignete Verdünnungen von DMSO mit Wasser:

Großflächige Einreibungen an den Beinen: 50 bis 80 % DMSO
Großflächige Einreibungen im Rumpfbereich und den Armen: 40 bis 70 % DMSO
Offene Wunden: 40 bis 60 % DMSO
Ohren- und Nasentropfen: 30 bis 40 % DMSO
Augentropfen:1 bis 2 % DMSO
Betupfen von sehr kleinen Stellen wie Warzen: 80 bis 100 % DMSO
Mundspülung: 5 bis 15 % DMSO

Geben Sie DMSO in das Pipettenfläschchen oder in das Braunglas hinein und verdünnen Sie es mit Wasser zu der gewünschten Verdünnung. Zum Abmischen können Sie z.B. Eßlöffel nehmen: 3 EL DMSO mit 7 EL Wasser ergeben eine 30prozentige Mischung. Erschrecken Sie nicht dabei, denn die Flüssigkeit entwickelt Wärme; so reagiert das DMSO mit dem Wasser, das ist ein völlig normaler Prozess.
Wenn Sie das DMSO gut vertragen, können Sie zu den höherprozentigen Mischungen greifen.

Wenn Sie DMSO zum ersten Mal anwenden, führen Sie zuerst eine Hautverträglichkeitsprüfung durch: benetzen Sie nur ein kleines Hautareal an der zarten Haut am Innenarm mit einer 70prozentigen Mischung, um zu sehen, ob es zu größeren Quaddeln, Unwohlsein oder Übelkeit bei Ihnen kommt. In diesem Fall sollten Sie DMSO besser nicht anwenden, was allerdings sehr sehr selten auftritt. Häufiger und unbedenklich sind leichte Hautirritationen wie Hautrötungen und Jucken. Die Haut muss sich oft erst an DMSO gewöhnen und wird mit der Zeit unempfindlicher. Sie können dieses Jucken jederzeit beenden, indem Sie das DMSO abwaschen und beim nächsten Mal eine etwas geringere Konzentration benutzen.

Wenn Sie einfach nur DMSO in den Körper bringen möchten, können Sie DMSO vor allem großflächig auf die Beine auftragen. Es geht sofort in das Gewebe und dann in den Blutkreislauf über, und wenn es Ihnen unsympathisch sein sollte, es zu trinken, ist das die Methode der Wahl. Ich benutze meine Hände, um DMSO aufzutragen, und wasche das DMSO dann von meinen Händen mit Wasser ab (oder lasse es eintrocknen, wenn ich gerade nichts vorhabe). Manche Menschen benutzen zum Auftragen auch einen Pinsel mit Naturhaarborsten oder eine Sprühflasche aus Glas.

Die meisten Menschen reiben die betroffenen Gelenke oder Stellen, an denen sie Beschwerden haben, zwei bis drei Mal am Tag ein. Es spricht aber auch nichts dagegen, es noch öfters zu tun, je nachdem, wie viel DMSO Sie in den Körper bringen wollen. Die Dosierung entspricht derjenigen wie bei der oralen Einnahme und folgt auf der nächsten Seite. Da DMSO vollständig in den Körper geht und dort zirkuliert, gibt es hier keinen großen Unterschied zwischen der äußerlichen und der inneren Einnahme.

Nachdem Sie DMSO auf die Haut gebracht haben, sollten Sie die nächsten Minuten, während es einzieht, nicht die Haut kratzen oder reiben, um die Haut nicht zu beschädigen.
Wichtig: Man sollte immer achtsam und sauber mit DMSO arbeiten. Die Haut sollte sauber sein und keine Flecken von Malerarbeiten oder Ähnlichem aufweisen. DMSO ist ein hervorragendes Lösungsmittel und nimmt alle Stoffe, denen es auf der Haut begegnet, huckepack mit in den Körper. Deswegen ist es wichtig, dass die mit DMSO eingeriebene Hautfläche so lange unbekleidet bleibt, bis die Lösung vollständig eingezogen ist. Das dauert in der Regel 10 bis 15 Minuten, wenn Sie viel aufgetragen haben, auch bis zu 20 Minuten.

Orale Anwendung

Man kann die Hautanwendung nicht völlig von der oralen Anwendung trennen. DMSO zirkuliert immer im ganzen Körper, wenn man es auf die Haut aufbringt, auch wenn es den stärksten Effekt natürlich an der benetzten Hautstelle hat.

Zur Dosierung: Drei ml DMSO (ca. 3 g) entspricht der Menge in einem Teelöffel. Das ist eine gute tägliche Anfangsdosierung, mit der schon viele Menschen Erfolg haben werden. Wenn Sie nach ein paar Tagen keinen oder einen ungenügenden Effekt spüren,

nehmen Sie die doppelte Dosis von sechs ml DMSO pro Tag. In diesen Schritten können Sie die Dosis bedenkenlos erhöhen, bis zu ungefähr 20 bis 25 ml täglich. Denken Sie daran, dass auch vielfache Dosierungen in Studien völlig ohne bedenkliche Nebenwirkungen blieben. Meist wird eine so hohe Dosierung aber kaum nötig sein, da DMSO auch niedrig dosiert hervorragend wirkt.
Die Bandbreite an Dosierung, die ausgiebig erforscht wurde und mit der man jahrzehntelang gute Erfahrungen gemacht hat, reicht von 0,05 g bis 1 g DMSO pro Kilogramm Körpergewicht.
Verdünnen Sie die drei ml DMSO mit mindestens 250 ml Wasser und rühren Sie es gut um, damit Sie es trinken können.
Es schmeckt leicht bitter, deswegen können Sie es auch mit Grapefruit- oder Traubensaft mischen und so zu sich nehmen.
Auf die Anwendung per Infusion möchte ich hier nicht weiter eingehen, da es für die meisten Menschen ohne Arzt oder Heilpraktiker, der sich mit DMSO auskennt, nicht anwendbar ist.

DMSO zusammen mit anderen Wirkstoffen

Auch wenn DMSO schon selbst ungewöhnlich heilende Eigenschaften besitzt, kann es sich oft lohnen, weitere Wirkstoffe mit auf die Haut aufzubringen, damit DMSO diese mit in den Körper hineinzieht. Dies ist denkbar bei Entzündungen oder anderen Prozessen im Körper, an denen der Blutkreislauf nur wenig Stoffe hinbringen kann wie z.B. bei Zahnentzündungen nach dem Ziehen von Zähnen oder bei anderen Entzündungen.

Für die Selbstanwendung kann man eine Magnesiumlösung mit DMSO auf die Haut auftragen, was bei dem generellen Magnesiummangel bei uns sowieso eine gute Idee ist. DMSO zusammen mit Procain, einem Lokalanästhetikum, und vor allem mit MMS, Chlordioxid, was sehr sorgfältig zu dosieren ist, haben zu großartigen Erfolgen geführt. Da besonders MMS oder CDL (eine Vari-

ante) zwar vor allem bei Infektionen sehr heilsam wirkt, aber nur sehr vorsichtig zu dosieren ist, sollten Sie sich hier entsprechend kundig machen.
Zur therapeutischen Anwendung sind auch Cortison oder Antibiotika gängige Mittel, die man zusammen mit DMSO auftragen kann. Man sollte die Dosis aber sehr stark verringern, da der Stoff viel konzentrierter in das Gebiet einzieht und diese Kombination wegen Gefahr einer Reizung höchstens einmal am Tag auftragen.

Erfahrungsberichte

Achillessehnenentzündung bessert sich schnell

Agnes hatte durch Sport und Übergewicht ihre linke Achillessehne überlastet und bekam vom Orthopäden Einlagen wegen ihrer X-Beine verschrieben. Das half langsam, so dass sie nicht mehr humpeln musste, doch ganz ging die Entzündung nicht weg. Nach einem Jahr der jetzt schon chronischen Entzündung lernte sie DMSO kennen und rieb sich ihre Achillessehne jeden Tag zwei Mal damit ein. Innerhalb von Tagen besserte sich die Entzündung. Man konnte richtig zusehen, wie die Ferse wieder „eben" wurde. Sie kann jetzt wieder ohne Schmerzen und sogar barfuß gehen.

Agnes, 32 Jahre

Hervorragend bei Verletzungen und Erkältungen

„Meine Hausapotheke besteht jetzt vor allem aus MSM und DMSO. Bis jetzt konnte ich alles heilen damit. Hier eine Auswahl: ein Bienenstich, der nach dem Auftragen von DMSO sofort aufhörte zu schmerzen; ein umgeknickter Fuß, der stark blau angeschwollen war. 10 Minuten nach dem Einreiben von DMSO hatte ich fast keine Schmerzen mehr und ich konnte wieder meinen Knöchel sehen. Bei einer üblen Erkältung nahm ich MSM und DMSO oral ein und war nach zwei Tagen wieder auf dem Damm (sonst war ich viel länger krank). Ich werde es bei allem ausprobieren; bis jetzt bin ich nicht enttäuscht worden."

Angelika, 39 Jahre

Narbe wird wieder glatt

„Ich hatte eine hässliche Narbe, die leicht schwulstig war und dachte, das probiere ich mit DMSO. Und tatsächlich: nach kurzer Zeit ist die Narbe schön glatt und flach geworden. Ich verwende es jetzt regelmäßig und erfolgreich für alle Hautprobleme von mir und meiner Familie. Meinem Sohn hat es bei seiner Akne innerhalb einer Woche geholfen."

Birgit, 48 Jahre

Hartnäckiger Fußpilz verabschiedet sich und Psoriasis wird besser

„Ich hatte eine äußerst hartnäckige Pilzerkrankung an den Zehen. Mein Arzt hat alle Versuche, mich zu heilen, nach acht Jahren aufgegeben. Nach zwei Wochen täglichem Einreiben mit DMSO ist der Pilz verschwunden und die Haut völlig glatt und gesund. Ein Nebeneffekt war, dass eine Warze, an die ich ursprünglich gar nicht gedacht hatte, wohl ebenfalls mit dem DMSO benetzt worden war und nach kurzer Zeit einfach abfiel.
Meine Frau leidet an Psoriasis und hat ebenfalls das DMSO auf die Stellen vor allem am Ellbogen eingerieben. Nach vier fünf Tagen war die Haut schon abgeheilt. Unglaublich."

Karl, 55 Jahre

Heftiger Arthroseschmerz um 80 % reduziert

„Für mich ist DMSO wirklich ein Wundermittel! Ich nehme es seit zwei Monaten morgens und abends innerlich in etwas Saft ein. Zuerst war ich sehr skeptisch, ob es mir bei meiner starken

Arthrose auch wirklich helfen kann. Mein Arzt hatte mir versichert, dass ich da sowieso nicht viel machen kann. Es schmeckt auch nicht besonders gut. Doch nach einer Woche war mein sehr heftiger Arthroseschmerz in den Gelenken um 80 % reduziert. Ich kann wieder in jeder Haltung schlafen und wieder längere Strecken ohne Beschwerden laufen. Ich bin begeistert! DMSO hat mir wirklich eine neue Lebensqualität gebracht."

Dagmar, 65 Jahre

Heiße Füße und Schmerzen verschwinden

Margrit litt seit Monaten an Hitze in den Füßen und unbestimmten Schmerzen in der Fußsohle, die immer wieder tagsüber auftraten. Sie rieb sich zwei Mal täglich die Füße und Fußsohlen mit Kokosnussöl (um die Füße geschmeidiger zu machen) und DMSO ein. Die Schmerzen und die Hitze verschwanden innerhalb von zehn Tagen komplett.

Gerade über DMSO gibt es noch sehr viel zu sagen und zu erzählen, denn seine Anwedungsmöglichkeiten und sein Heilpotential sind absolut einmalig in der Welt der medizinischen Heilmittel. In diesem Kapitel haben Sie das Wichtigste erfahren, um DMSO anzuwenden. Wenn Sie allerdings noch mehr über diesen außergewöhnlichen Stoff erfahren möchten, empfehle ich Ihnen mein Buch „DMSO – Die erstaunliche Heilkraft aus der Natur", 124 Seiten für 9,95 Euro.

Progesteron

Nun zu einem ganz anderen, aber nicht minder wichtigen Thema: den Hormonen, beziehungsweise dem Hormon Progesteron. Das gehört nicht unmittelbar in den Bereich der Nahrungsergänzungsmittel, da es aber ein Thema ist, das viele Frauen betrifft und relativ leicht zu behandeln ist, möchte ich es an dieser Stelle mit hineinnehmen.

In der Zeit vor und während der Wechseljahre können die Hormone bei Frauen etwas aus dem Gleichgewicht geraten, wie vielleicht einige von Ihnen leidvoll erfahren haben. Während der Prämenopause, also in den Jahren vor der letzten Blutung, erzeugen die Eierstöcke immer weniger Östrogene und Progesteron, was wiederum eine Vielzahl an Symptomen hervorruft wie PMS (prämenstruelles Syndrom), Regelschmerzen, Gewichtszunahme, Hitzewallungen, eine verringerte Libido und Probleme, sich zu konzentrieren. Es kann zu Stimmungsschwankungen und Depressionen kommen und ein nicht unbeträchtlicher Teil der Frauen leidet sogar an Ängsten und Panikattacken.

Wenn die Hormone auf ein so niedriges Niveau gefallen sind, dass die Gebärmutter sich nicht mehr aufbaut, bleibt die Regel aus, und das ist der eigentliche Beginn der Wechseljahre. Die Hälfte aller Frauen hat keine oder nur sehr wenige Beschwerden. Die andere Hälfte leidet aber an einer Vielzahl an Symptomen, die schon Jahre vor der letzten Blutung beginnen können und hat auf Jahre hinaus eine mehr oder minder eingeschränkte Lebensqualität. Meist wird der behandelnde Arzt dabei nur auf die Östrogenwerte schauen. Doch selbst bei Ärzten ist viel zu wenig bekannt: Nicht nur der Wert der Östrogene ist wichtig, sondern auch das Verhält-

nis von Östrogen zu Progesteron ist essentiell für ein gesundes hormonelles Gleichgewicht.
Progesteron ist ein Hormon, das nach dem Eisprung in den Eierstöcken ausgeschüttet wird. Wenn Frauen ungefähr zwei Jahre vor den Wechseljahren keinen Eisprung mehr haben, kann sich durch den Progesteron-Mangel eine Östrogendominanz entwickeln. Dieser Progesteron-Mangel kann zusätzlich verschiedene Ursachen haben: eine genetische Disposition, zu viel Stress (was die Hormone der Nebennierenrinde beeinträchtigt), jahrelange Einnahme der Pille oder anderer Hormonpräparate, Östrogene im Essen oder Vitaminmangel. Auch Übergewicht fördert einen Mangel an Progesteron, da Fett ebenfalls Östrogene herstellen kann.

Meist misst der Frauenarzt bei Frauen mit Wechseljahresbeschwerden nur die Östrogenwerte. Wenn diese dann zu niedrig sind, wird künstliches Östrogen verschrieben, was die Östrogendominanz aber noch verstärkt. Übrigens haben auch häufig jüngere Frauen mit einer Östrogendominanz zu kämpfen; PMS-Symptome oder Unfruchtbarkeit können dafür ein Hinweis sein.

Beschwerden bei Progesteron-Mangel

Wenn Sie mehrere der folgenden Beschwerden haben, haben Sie möglicherweise einen zu geringen Progesteronspiegel:

- Gewichtszunahme und eingeschränkter Stoffwechsel, vermehrtes Bauchfett
- Symptome der PMS: Reizbarkeit, geschwollene Brüste, Gewichtszunahme vor der Periode, Kopfschmerzen
- Erschöpfung und Energielosigkeit, Schlafstörungen
- Ängste und Panikattacken, Unruhe

- Stimmungsschwankungen, Reizbarkeit, depressive Verstimmung bis hin zur Depression
- Migräne, Schwindelanfälle, Konzentrations- und Gedächtnisstörungen
- wechselnde Gelenkbeschwerden, erhöhte Osteoporosegefahr
- Schilddrüsenunterfunktion, wechselnder Blutzuckerspiegel
- trockene Haare und trockene Haut, Haarausfall
- Brustknoten, Myome, Eierstockzysten, Endometriose, unregelmäßige Blutungen
- erhöhter Blutdruck und damit erhöhte Schlaganfall- und Herzinfarktgefahr
- Hitzewallungen, verringerte Libido

Wie Sie sehen, ist das eine ganz schön lange Liste! Man sollte diese Symptome nicht unterschätzen! Ich habe schon von verschiedenen Frauen gehört, die an ihren zum Teil schweren Symptomen fast verzweifelt wären, bevor sie bioidentisches Progesteron entdeckten. Eine Frau berichtete mir, dass sie schon fast bereit war, wegen ihrer Depressionen von der Brücke zu springen. Zum Glück war ihre Schwester Heilpraktikerin und kannte sich mit Hormonen aus. Nachdem sie begonnen hatte, Progesteron zu nehmen, war sie innerhalb von zwei Wochen wieder ganz sie selbst. Die Depression war einfach verflogen. Sie war ausschließlich hormonell bedingt gewesen.
In der Regel bieten Ärzte Frauen mit den entsprechenden Beschwerden nur künstliche Östrogene an. Es gibt viele Fälle, bei denen Frauen durch eine zusätzliche Gabe von Östrogen (nur natürliches Östrogen) profitieren. Jedoch sollte man es immer zusammen mit Progesteron einnehmen, da ansonsten die Östrogendominanz noch verstärkt wird. Zudem erhöht zu viel Östrogen die Krebsgefahr bei Brustkrebs, Gebärmutterkrebs und anderen Krebsarten.

So beheben Sie einen Progesteron-Mangel

Wenn Sie sich in dieser Situation befinden, empfehle ich Ihnen, zu einem Arzt zu gehen, der sich mit bioidentischen Hormonen auskennt und sich dort Ihre Hormonwerte messen zu lassen. Das müssen Sie in der Regel privat bezahlen, da dies von der Kasse nicht übernommen wird. Sie können natürlich Ihren Frauenarzt fragen, aber wenn er oder sie die Östrogendominanz nur leichthin abtut, ist es besser, zu jemandem mit entsprechender Erfahrung und Wissen zu gehen. Wenn Sie auf die Homepage des VAK-Verlags unter dem link Downloads gehen, finden Sie eine Liste mit Ärzten in ganz Deutschland (plus Schweiz und Österreich), die sich mit bioidentischen Hormonen und Östrogendominanz auskennen.

Falls eine Östrogendominanz vorliegen sollte, wird dieser Arzt Ihnen ein Privatrezept aufschreiben, mit dem Sie in wenigen ganz bestimmten Apotheken eine natürliche Progesteron-Creme bekommen können. Dieses Progesteron wird aus der Yams-Wurzel hergestellt und ist absolut identisch mit dem körpereigenen Progesteron. Es wird ein- oder zwei mal täglich auf Stellen mit dünnerer Haut, wie auf den Innenschenkeln oder Innenarmen eingecremt. Die Kosten betragen ungefähr 45 Euro für mehrere Monate, je nachdem was für eine Dosis Sie nehmen müssen.
Da bei einem starken Progesteron-Mangel erst einmal die Fettspeicher wieder mit Progesteron gefüllt werden, kann es auch mal zwei Monate dauern, bis es auch ins Blut geht, aber dann werden die Beschwerden in der Regel schnell geringer.

Es gäbe zu diesem wichtigen Thema noch viel zu sagen. Wenn Sie sich weiter informieren möchten, schauen Sie auf die Seite www.oestrogen-dominanz.de vorbei. Die Autorin Eva Marbach

hat auch das Buch „Östrogen-Dominanz – Die wahre Ursache für PMS und Wechseljahresbeschwerden“ geschrieben und behandelt das Thema auf ihrer Seite umfassend.
Empfehlenswert ist auch das Buch „Hormonrevolution“ von Michael E. Platt, einem amerikanischen Arzt. Zusätzlich gibt es zahlreiche Foren im Netz, in denen Frauen sich über dieses wichtige Thema austauschen.
Dieser Text an dieser Stelle soll Sie vor allem für das Thema sensibilisieren und Ihnen Hoffnung machen, dass es durchaus eine Behandlung für Ihre Symptome gibt.

Wildkräuter

Früchte und grüne Blätter verschiedenster Art sind unsere natürliche, in langer Zeit gewachsene Ernährungsform, die unseren Körper mit allem versorgt, was er braucht. Unsere Vorfahren haben sich jahrtausendelang von Früchten und Wildkräutern ernährt, zusammen mit Wurzeln, Samen und Nüssen und etwas Fleisch. Früchte und grüne Blätter sind auch die vorherrschende Diät großer pflanzenfressender Säugetiere wie Elefanten oder Gorillas, deren Kraft sprichwörtlich ist.
Mit der Einführung des Ackerbaus änderte sich unsere Ernährung, und die Wildkräuter gerieten mehr und mehr in Vergessenheit. Wir kultivieren die Pflanzen heute, die wir essen, anstatt sie zu sammeln, was auch Sinn macht, denn so können wir größere Erträge gewinnen.

Doch da die Kulturpflanzen sich nicht „in freier Wildbahn" an ihrem Standort gegen Wind, Wetter und Konkurrenz behaupten müssen, haben sie im Laufe der Zeit viel von ihrer Widerstandskraft und Vitalität eingebüßt. Zudem führen Monokultur und Fehldüngung im Ackerbau zu ausgelaugten Böden, wodurch die angebauten Pflanzen weniger Nährstoffe enthalten als früher.
Es lohnt sich also für uns, uns wieder in gewissem Maße dem Sammeln in freier Natur zuzuwenden, denn so stellen wir sicher, dass wir mehr von den Nährstoffen bekommen, die unser Körper braucht. Wenn Sie viele Wildpflanzen essen würden und mindestens die Hälfte Ihrer Ernährung aus ihnen bestehen würde, bräuchten Sie vermutlich keine Nahrungsergänzungsmittel. Aber auch wenn Sie nur hin und wieder Wildpflanzen pflücken, können Sie sehr von ihrem Genuss profitieren.

Wildpflanzen verfügen im Vergleich zu Kulturpflanzen über ein Vielfaches an Mineralien, Vitaminen und Spurenelementen sowie über wertvolle sekundäre Pflanzenstoffe wie Bitterstoffe, ätherische Öle und Enzyme. Die allermeisten dieser Stoffe sind lebenswichtig für uns, damit unser Körper reibungslos funktioniert. Gerade die sekundären Pflanzenstoffe wie Enzyme und Bitterstoffe kann man auch schlecht durch Kapseln ersetzen. Deshalb sollten Sie, auch wenn Sie Nahrungsergänzungsmittel zu sich nehmen, immer noch danach schauen, ein gewisses Maß frische Pflanzen in Ihre Ernährung hinein zu bringen.
Verglichen mit z.B. dem Kopfsalat enthält die Brennessel die zwanzigfache Menge an Kalzium und Vitamin C und die siebenfache Menge an Eisen. Das Gänseblümchen enthält – im Vergleich mit Spinat – doppelt so viel an verschiedenen Mineralien, Kalzium und Vitamin C.
Die ursprünglichen Wildpflanzen enthalten im Durchschnitt das Dreifache an Magnesium und das Zehnfache an Eisen wie unsere Kulturpflanzen.
Wildkräuter sind das wahre heimische Superfood! Brennessel, Spitzwegerich, Löwenzahn und Schafgarbe sind meine Top vier Lieblings-Wildkräuter, die alle ein umfassendes Heilspektrum haben, und auch viele andere Wildpflanzen sind voller fantastischer Nährstoffe.
Die grünen Blätter und Blüten der Wildpflanzen mit ihrer hohen Nährstoffdichte sind richtige Kraft- und Energiepakete und gehören zu unseren wichtigsten Lebensmitteln.

Wenn wir allerdings sehen, wie wichtig Grünes für uns ist und wie viel wir wirklich zu uns nehmen, gibt es eine deutliche Diskrepanz. Denn essen wir die grünen Blätter gerne? „Es geht so", wird wahrscheinlich die ehrliche Antwort der meisten Menschen lauten. Die meisten von uns haben sich wohl zu sehr an die schnel-

len Kohlehydrate von Nudeln, Pizza und Brot und einen hohen Salzkonsum gewöhnt, um noch Geschmack an frischen grünen Blättern zu finden.
Etwas grünen Salat und gekochten Spinat mag jeder hin und wieder, doch verglichen mit dem, was die Natur hervorbringt und was wir zur Verfügung haben, ist das recht spärlich. Oft schmecken die grünen Blätter zu bitter und zu ungewohnt, zu „grün“, um sie wirklich in den Mengen, in denen sie uns mit genügend Nährstoffen versorgen würden, zu uns zu nehmen. Zudem kann der Körper nur dann das wertvolle Innere der Zelle wirklich nutzen, wenn wir sehr gut und lange kauen und dabei die Zellwände der Blätter aufbrechen.

Der Wildkräuter-Smoothie

Die Lösung dafür heißt püriertes Grün! Durch das feine Mixen werden die wertvollen Inhaltsstoffe der grünen Blätter aufgeschlossen und können vom Körper mit wenig Energieaufwand voll und ganz aufgenommen werden. Das entlastet die Verdauung und wird auch von Menschen, die ansonsten nach dem Genuss von Rohkost zu Blähungen und Bauchschmerzen neigen, gut vertragen. Zudem enthält der Smoothie im Gegensatz zum Saft die ganzen Ballaststoffe der Früchte. Ballaststoffe sind für eine gute Darmgesundheit und regelmäßige Entgiftung sehr wichtig.
Das reife Obst nimmt den Wildkräutern den herben Geschmack und macht es uns leicht, unsere tägliche Ration Obst und grüne Blätter als Smoothie zu uns zu nehmen. Denn es ist auch wichtig, dass es nicht nur gesund ist, sondern auch gut schmeckt!
Wenn wir nicht Freude und Geschmack am Wildkräuter-Smoothie finden, werden wir den Mixer schnell wieder in den Schrank verbannen. Zum Glück wird es uns durch die Vielfalt an Wildkräutern und Früchten nicht so schnell langweilig. Wir können uns jeden Tag einen neuen leckeren Mix zubereiten.

Wenn Sie die Wildkräuter weiter interessieren, ich habe zu dem Thema Wildkräuter-Smoothies ein Buch geschrieben: „Wildkräuter-Smoothies – Pure Kraft aus der Natur“, das mit genauen Beschreibungen und Bildern der 15 wichtigsten Wildkräuter und mit Smoothie-Rezepten erhältlich ist.

Anhang

Literatur

„Gesünder mit Mikronährstoffen“ von Dr. med. Bodo Kuklinski und Dr. med. Ina von Lunteren; Aurum Verlag, 5. Auflage 2013

„Die neue Medizin der Emotionen“ von David Servan-Schreiber; Goldmann Verlag, 1. Auflage 2006

„Die Vitalstoff-Entscheidung – Gesund und fit durch natürliche Nahrungsergänzung“ von Dr. med Petra Wenzel, Maya-Media-Verlag, 7. Auflage 2016

„Handbuch Nährstoffe – Vorbeugen und heilen durch ausgewogene Ernährung“; Trias Verlag, 1. Auflage 2012

„Handbuch Anti-Aging und Prävention“ von Rüdiger Schmitt-Homm und Sabine Homm; VAK Verlag, 2. Auflage 2014

„Over-the-counter natural cures“ von Shane Ellison; von Sourcebooks, Ink.

„Lass dich nicht vergiften – Warum uns Schadstoffe chronisch krank machen und wie wir ihnen entkommen“ von Dr. med. Joachim Mutter; GU Verlag, 3. Auflage 2014

„Befreite Ernährung“ von Christian Dittrich-Opitz; Hans-Nietsch Verlag, 7. Auflage 2015

„DMSO Nature’s healer“ von Dr. Morton Walker; Avery Verlag

„Das DMSO-Handbuch – Verborgenes Wissen aus der Natur“ von Dr. rer. nat. Hartmut P. A. Fischer; Daniel-Peter-Verlag, 3. Auflage 2014

„Eat to live“ von Joel Fuhrmann; Hachette Book Group

„Gesund in sieben Tagen – Erfolge mit der Vitamin-D-Therapie“ von Dr. med Raimund von Helden; Hygeia Verlag, 10. Auflage 2013

„Das Magnesiumbuch“ von Dr. Barbara Hendel; VAK Verlag, 3. Auflage 2015

„Die erstaunliche Wirkung von Magnesium“ von Ana Maria Lajusticia Bergasa; Ennsthaler Verlag Steyr, 9. Auflage 2013

„MSM – eine Supersubstanz der Natur“ von Dr. Frank Liebke; VAK Verlag, 12. Auflage 2014

„Gesund länger leben durch OPC. Der natürliche Vitalstoff für das neue Jahrtausend“ von Anne Simons und Alexander Rucker; Maya-Media-Verlag, 6. Auflage 2014

„Die Hormonrevolution“ von Dr. Michael Platt; VAK Verlag, 7. Auflage 2013

„Wildkräuter-Smoothies“ von Evelyne Laye; Jadebaum Verlag, 4. Auflage

„DMSO - Die erstaunliche Heilkraft aus der Natur“ von Evelyne Laye; Jadebaum Verlag, 3.te Auflage 2018

Studien – Eine Auswahl

Vitamin D3

Vitamin D, Cognition, and Alzheimer's Disease: The Therapeutic Benefit is in the D-Tails. Von Landel V, Annweiler C., Millet P, Morello M, Féron F, May 2016.

Physical fitness and and serum Vitamin D and cognition in elderly koreans. Von Ahn JD, Kahn H. Nov 2015.

Vitamin D Status and Mortality: Meta-Analysis of Individual Participant Data Confirms Strong Association. Von Ströhle A, Bohn T, May 2016.

Effect of vitamin D on gastrointestinal symptoms and health-related quality of life in irritable bowel syndrome patients: a randomized double-blind clinical trial. Von Amani R, Hajiani E, Alavinejad P, Chraghian B, Ghadiri A, May 2016.

Evaluation of vitamin D levels in allergic and non-allergic asthma. Von Tamasauskiene L, Gasiuniene E, Lavinskiene S, Sakalauskas R, Sitkauskiene B.

Arterial stiffness parameters associated with vitamin D deficiency and supplementation in patients with normal cardiac functions. Von Sünbül M, Çinçin A, Bozbay M, Mammadov C, Ataş H, Özşenel EB, Sarı İ, Başaran Y, June 2016.

Attention deficit-hyperactivity disorder is associated with reduced blood pressure and serum vitamin D levels: results from the nationwide German Health Interview and Examination Survey for Children and Adolescents. Von Meyer T, Becker A, Sundermann J, Rothenberger A, Herrmann-Lingen C, Eur Child Adolesc Psychiatry, May 2016.

Vitamin D nutritional status and the risk for cardiovascular disease. Von Liu M, Li X, Sun R, Zeng YI, Chen S, Zhang P, Exp Ther Med, April 2016.

Magnesium

Nutritional aspects of depression. Von Lang UE, Beglinger C, Schweinfurth N, Walter M, Borgwardt S. Cell Physiol Biochem, 2015.

Magnesium intake and depression in adults. Von Tarleton EK, Littenberg B, J Am Board Fam Med, 2015 Mar-Apr.

Effect of magnesium on vascular reactivity in NOS inhibition-induced hypertension. Von Basralı F, Nasırcılar Ülker S, Koçer G, Ülker Karadamar P, Özyurt D, Cengiz M, Şentürk ÜK., Magnes Res. 2015 Jun.

Low serum magnesium is associated with hypertension. Von Kieboom BC, Stricker BH.,J Pediatr. 2016 July.

Magnesium status and the metabolic syndrome: A systematic review and meta-analysis. Von Sarrafzadegan N, Khosravi-Boroujeni H, Lotfizadeh M, Pourmogaddas A, Salehi-Abargouei A, Nutrition, 2016 April.

Effects fo intravenous and oral magnesium on reducing mirgraine: a meta-analysis of randomized controlled trials. Von Chiu HY, Yeh TH, Huang YC, Chen PY, Pain Physician, Jan 2016.

OPC

Beneficial clinical effects of grape seed proanthocyanidin extract on the progression of carotid atherosclerotic plaques. Von Cao AH, Wang J, Gao HQ, Zhang P, Qiu J, July 2015.

Grape seed extract inhibits in vitro and in vivo growth of human colorectal carcinoma cells. Von Singh-Rana P, Gu-Mallikarjuna, Agarwal-Rajesh, Agarwal-Chapla, Clinical Cancer Research, Oktobre 2006.

Grape seed proanthocyanidin extract ameliorates murine autoimmune arthritis through regulation of TLR4/MyD88/NF-kB signaling pathway. Von Kim SH, Bang J, Son CN, Baek WK, Kim JM, Korean J. Intern Med., June 2016.

Protective effects of grape seed proanthocanidins and selected antioxidants against TPA-induced hepatic and brain lipid peroxidation and DNA fragmentation, and peritoneals macrophage activation in mice. Von Bagchi D, Garg A, Krohn RL, Bagchi M, Bagchi DJ, Balmoori J, Stohls, SJ, May 1998.

Grape seed extract inhibits in vitro and in vovo growth of human colorectal carcinoma cells. Von Singh-Rana P, Gu-Mallikarjuna, Agarwal-Rajesh, Agarwal-Chapla, Clinical Cancer Research, Okt 2006

Proanthocyanidin from grape seed extracts inhibits airway inflammation and remodeling, in a murine model of chronic asthma. Von Zhou DY, Fang SR, Zou CF, Zhang Q, Gu W. Nat. Prod Commun, Feb 2015.

Vitamin C

New developments and novel therapeutic perspectives for vitamin c. Von Yi Li, Herb E. Schellhorn, Department of Biologie, McMaster University, Hamilton, Ontario, 2007.

Vitamin C and cancer revisited. Von Balz Frei, Stephen Lawson, Linus Pauling Institute, Oregon State University, 2009.

Intravenously administered vitamin C as cancer therapy: three cases. Von Padayatty SJ, Riordan HD, Hewitt SM, Katz A, Hoffer LJ, Levine M, CMAJ, 2006.

Vitamin C deficiency in a university teaching hospital. Von Gan R, Eintracht S, Hoffer LJ, J Am Col Nutr., June 2008.

Antioxidant therapy as a potential approach to severe influenza-associated complications. Von Uchide N, Toyoda H, Molecules, Feb. 2011.

Effect of oral vitamin C supplementation on serum uric acid: a meta-analysis of randomized controlled trials. Von Juraschek SP, MIller FR 3rd, Gelber AC, Arthritis Care Res, Sept. 2011.

Correlation between Helicobacter Pylori infection and vitamin C levels in whole blood, plasma, and gastric juice, and the pH of gastric juice in Korean children. Von Park JH, Kim SY, Kim DW, Lee WG, Rhee KH, Youn HS, J Pediatr. Gastroenterol Nutr. July 2003.

Effect of ascorbate on the activity of Hypocia-inducible factor in cancer cells. Von Helen J. Knowles, Raju R. Raval, Adrian L. Harris, Peter J. Ratcliffe, Cancer Research, April 2003.

Oxalic acid excretion after intravenous ascorbic acid administration. Von Arobitaille L, und anderen, Metabolism, February 2009.

Stimulatory effect of vitamin C on autophagy in glia! cells. Von Martin A, Joseph JA, Cuervor AM, J Neurochem., Aug. 2002.

MSM

Sulfur in human nutrition and applications in medicine. Von Parcell S, Altern Med Rev, February 2002.

Efficacy of methylsulfonylmethane (MSM) in osteoarthritis pain of the knee: a pilot clinical trial. Von Kim LS; Axelrod LJ, Howard P, Buratovich N, Waters RF, Osteoarthritis Cartilage, March 2006.

Methylsulfonylmethane inhibits NLRP3 inflammasome activation. Von Ahn H, Kim J, Lee MJ, Kim YJ, Cho YW, Lee GS, February 2015.

Methylsulfonylmethane suppresses hepatic tumor development through activation of apoptosis. Von Kim JH, Shin HJ, Ha HL, Park YH, Kwon TH, Jung MR, Moon HB, Cho ES, Son HY, Yu DY, World J Hepatol, February 2014.

Effect of methylsulfonylmethane supplementation on exercise – Induced muscle damage and total antioxidant capacity. Von Barmaki S, Bohlooli S, Khoshkhahesh F, Nakhostin-Roohi B, J Sports Med Phys Fitness, April 2002.

Omega-3-Fettsäuren

Omega-supplementation lowers inflammation in healthy middle-aged and older adults: A randomized controlled trial. Von Janice K. Kiecolt-Glaser und anderen, August 2012.

Addition of omega-3 fatty acid to maintenance medication treatment for recurrent unipolar depressive disorder. Von Nemets, B und anderen, Am. J. Psychiatry, 2002.

A double-blind, placebo-controlled study of the omega-3 fatty acid docosahexaenoic acid in the treatment of major depression. Von Marangell, L. B. und anderen, Am. J. Psychiatry, 2003.

Depletion of omega-3 fatty acid levels in red blood cell membranes of depressive patients. Von Peet M. und anderen, Biol. Psychiatry 43, 1998.

Pilot study for treating dry age-related macular degeneration (AMD) with high-dose omega-3 fatty acids.Von Dr. Tassos Georgiou und anderen, Januar 2014.

Clinical significance of neuropsychological improvement after supplementation with omega-3 in 8-12 years old malnourished Mexican children. Von Verónica Portillo-Reyes und anderen, 2014.

Omega-3 fatty acids in major depressive disorder. A preliminary double-blind, placebo-controlled trial, Von Su, K. P. und anderen, 2003.

Omega-3-fatty acids and cardiovascular disease. Von Jain AP, Aggarwal KK, Zhang PY, Eur Rev Med Pharmacol Sci, 2015.

Selen

Current knowledge on the importance of selenium in food for living organisms: A review. Von Kieliszek M, Blazejak S, Molecules, May 2016.

Selenium status and risk of prostrate cancer in a Danish population. Von Outzen M, Tionneland A und anderen, Br J Nutr., May 2016.

Selenium status is positively associated with bone mineral density in healthy aging european men. Von Beukhof CM, Medici M, van den Beld AW und anderen, PLoS One April 2016.

Effects of a six month treatment with selenomethionine in patients with autoimmune thyroiditis. Von Duntas LH und anderen, Eur J Endocrinol, April 2003.

Selenium supplementation improves mood in a double-blind crossover trial. Von Benton D, Cook R., Psychopharmacology (Berl), 1990.

Association between function of selenium and heart disease. Von Hiraoka Y. Nihon Rinsho, July 2016.

Micronutrient deficiencies in inflammatory bowel disease. Von Weisshof R, Chermesh I. Curr. Opin. Clin. Nutr. Metab. Care, Nov. 2015.

Coenzym Q10

Supplementation with Selenium and Coenzyme Q10 reduces cardiovascular mortality in elderly with low selenium status. A secondary analysis of a randomized clinical trial. Von Alehagen U, Alexander J, Aaseth J. PLoS One, July 2016.

Nutritional deficiency in patients with heart failure. Von Sciatti E, Lombardi C, Ravera A und anderen, Nutrients, July 2016.

Reduced cardiovascular mortality 10 years after supplementation with selenium and coenzyme Q10 for four years: follow-up results of a prospective randomized double-blind placebo-controlled trial in elderly citizens. Von Alehagen U, Aaseth J, Johansson P, PLoS One, Dec 2015.

Coenzyme Q10 treatment of cardoivasular disorders of ageing including heart failure, hypertension and endothelial dysfunction. Von Yang YK, Wang LP, Chen L und anderen, Clin Chim Acta, Okt.2015.

Neuroprotection of Coenzyme Q10 in neurogenerative diseases. Von Yang X, Xu H, Luo X und anderen. Curr Top Med Chem, 2016.

The effect of creatine and coenzyme Q10 combination therapy on mild cognitive impairment in Parkinsons disease. Von Li Z, Wang P, Yu Z und anderen. Eur Neurol, March 2015.

Alpha-Liponsäure

A randomized open label clinical trial with oral alpha lipoic accid and vitamin E in non alcoholic fatty liver disease. Von Beau PP und anderen, Gastroenterol., 2009.

Prevention of hypertension, insulin resisance, and oxidate stress by alpha-lipoic acid. Von Midaoui AE und anderen, Hypertension 2002.

Lipoic acid improves nerve blood flow, reduces oxidative stress, and improves distal nerve conduction in experimental diabetic neuropathie. Von Nagamatsu M und anderen, Diabetes Care, 1995.

Alpha lipoic acid as a new treatment option for Alzheimer´s disease. Von Maczurek A und anderen. Adv Drug Deliv Rev, 2008.

Effects of alpha-lipoic acid and eicosapentaenoic acid in overweight and obese women during weight loss. Von Huerta AE, Navas-Carretero S und anderen, Obesity (Silver Spring), Feb 2015.

Effects of alpha-lipoic acid on body weight in obese subjects. Von Koh EH, Lee WJ, Lee SA und anderen, Am J Med, Jan 2011.

Alpha lipoic acid inhibits proliferation and epithelial mesencymal transition of thyroid cancer cells. Von Jeon MJ, Kim WG, Lim S und anderen. Mol Cell Endocrinol, Jan 2006.

5-HTP

Second-tier natural antidepressants: review and critique. Von Iovieno N, Dalton ED Fava M, Mischouton D, J Affect Disord, May 2011.

Anxiolytiv-like effect of Griffonia simplicifolia Baill. Seed extracts in rats. Von Carnevale G, Di Viesti V und anderen, Phytomedicine, July 2011.

Acute L-5-hydroxytryptophan administration inhibits carbon dioxide-induced panic in panic disorder patients. Von Schruers K, van Diest R und anderen, Psychiatry Res, Dec. 2002.

Fibromyalgia and the serotonin pathway. Von Juhl JH, Altern Med Rev, Okt 1998.

5-Hydroxtryptophan: a clinically effective serotonin precursor. Von Birdsall TC, Altern Med Rev, Aug 1998.

Fibromyalgia and migraine, two faces of the same mechanism. Serotonin as the common clue for pathogenesis and therapy. Von Nicolodi M, Sicuteri F, Adv Exp Med Biol, 1996.

Treatment for therapy-resistant depression. Von Kielholz P, Psychopathology, 1986.

DMSO

Toxicologic update of dimethyl sulfoxide. Von Rubin LF, Ann NY Acad Sci, 1983.

Role of oxygen-derived free radicals in hemorrhagic shock-induced gastric lesions in the rat. Von Itoh M, Guth PH, Gastroenterology, May 1985.

The effect of dimethyl sulfoxide on the induction of breast cancer in the rat. Von Fletcher WS, Dennis DL, Ann NY Acad Sci, March 1967.

Dimethyl sulfoxide therapy in bronchiolitis. Von Zuniga A, Burdach R, Rubio S. Ann NY Acad Sci, Jan 1975.

The use of dimethyl-sulfoxide (DMSO) in the treatment of interstitial cystitis. Von Ek A, Engberg A, Frödin L, Jönsson G, Scand. J Urol Nephrol, 1978.

Acute dimethyl sulfoxide therapy in brain edema. Part 3: effect of a 3-hour infusion. Von DelBigio M, James HE, Camp PE, Werner R, Marshall LF, Tung H, Neurosurgery, Jan 1982.

Favorable effect of dimethyl sulfoxide on secondary amyloidosis in juvenile rheumatoid arthritis. Von Yoshimitsu K, Koga N, Kitamura Y, Fukda K, Kittaka E, Horino N, Sakura N, Tanaka T, Nishi Y, Sakano T, Pediatr. Pharmacol (New York), 1984.

Biografie

Evelyne Laye ist seit 1994 Heilpraktikerin und Seminarleiterin in verschiedenen Städten im Süden Deutschlands. Sie arbeitet mit energetischer Psychologie (Autorin von therapeutischen Büchern und Selbsthilfe-Ratgebern), Meditation, verschiedenen Massageformen und Nahrungsergänzungsmitteln. Vor allem hat sie Freude daran, im weiten Feld der Naturheilkunde zu forschen und ihre Erkenntnisse anderen Menschen näher zu bringen.

Und hier noch ein weiteres Buch von mir:

DMSO – Die erstaunliche Heilkraft aus der Natur

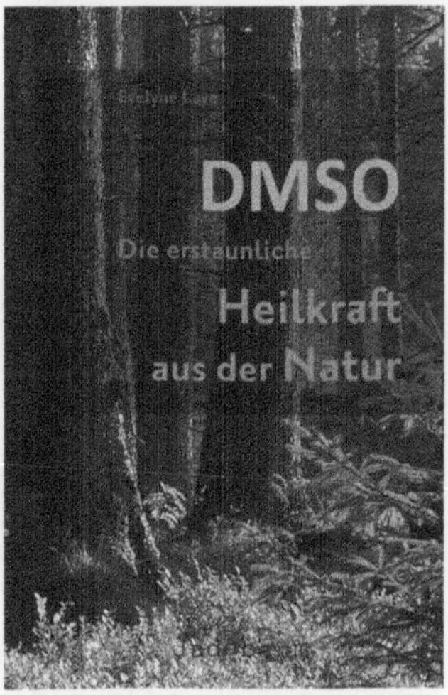

DMSO – Die Universalarznei aus der Natur

DMSO (Dimethylsulfoxid), ist ein universell anwendbares Heilmittel, das aus Holz gewonnen wird und seit Jahrzehnten intensiv erforscht wird.
Durch seine einzigartige Kombination von verschiedenen Wirkungen ist DMSO, eine dünnflüssige und durchsichtige Flüssigkeit, bei den vielfältigsten Beschwerden hilfreich. Es wirkt stark schmerzlindernd und entzündungshemmend und hat sich als wahrer Segen bei Krankheiten wie Arthrose oder Arthritis erwiesen. Durch seine starke Lösungsfähigkeit gelangt es überall in das Gewebe, wirkt antioxidativ und regenerierend auf die Zellen ein und ist fähig, auch andere Stoffe wirksam in den Körper hinein zu bringen. Dabei ist DMSO eine äußerst sichere Substanz, die schon millionenfach mit Erfolg angewandt wurde.

In diesem Buch erfahren Sie auf verständliche Weise die praktische Handhabung und sichere Verwendung von DMSO, auch in Kombination mit anderen Wirkstoffen. Ein weiterer Schritt, um Ihre Gesundheit in die eigene Hand zu nehmen.

122 Seiten, € 9,95

ISBN 978-3-9815898-8-7

Und wenn Sie noch etwas mehr für Ihre Gesundheit tun möchten und Smoothies mögen:

Wildkräuter-Smoothies: Pure Kraft aus der Natur
von Evelyne Laye

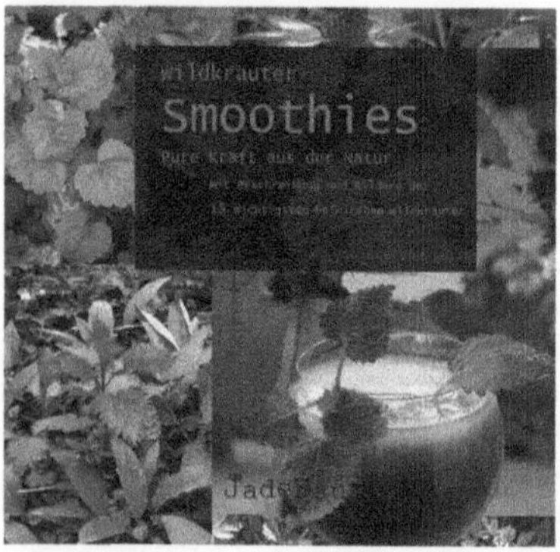

Schön, fit und gesund mit den fünfzehn wichtigsten Wildkräutern aus unserer Region. Heimische Wildpflanzen mit ihren heilenden Kräften wachsen überall und sind leicht zu finden! Mit etwas Obst gemixt ergeben sie einen schnellen köstlichen Power-Drink, der Sie jeden Tag mit allen Nährstoffen versorgt, die Sie brauchen, um vital und leistungsfähig zu sein. Verwöhnen Sie sich und Ihre Lieben mit der grünen Kraft aus der Natur. Mit genauen Beschreibungen der Wildkräuter, zahlreichen Farbfotos, vielen Rezepten und einem Erntekalender.

Bei der Autorin (www.laye.org), im Internet und in allen Buchhandlungen für 9,95 Euro erhältlich. Auch als Ebook für 4,99 Euro.

ISBN 978-3-9815898-1-8

Easy Detox mit Wildkräuter-Smoothies:
Das 10-Tage-Programm zum entgiften, loslassen, verjüngen
von Evelyne Laye

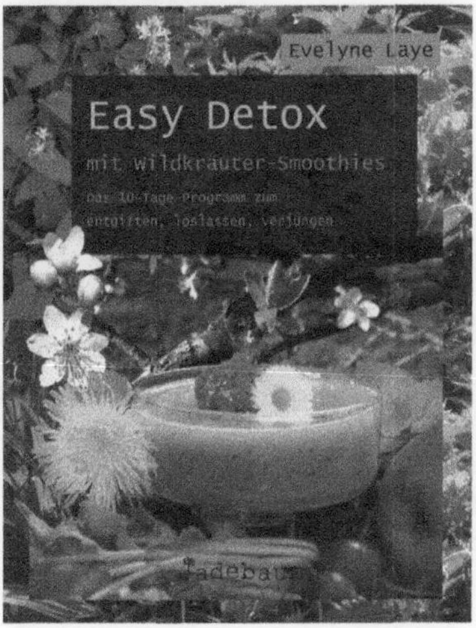

Easy Detox – entgiften, loslassen, verjüngen mit Wildkräuter-Smoothies! Wildkräuter-Smoothies sind einfach und schnell herzustellen und die beste Grundlage für eine effektive Entgiftungskur. Der grüne Zaubertrank mit seinen wertvollen Vitaminen, Mineralien, Enzymen, sekundären Pflanzenstoffen und seiner großen Menge an Chlorophyll reinigt tiefgreifend und nährt den Körper bis in jede Zelle hinein.

- Mit verständlichem Programm für jeden Tag – plus Einkaufsliste, Tipps zur Ernährung und leckeren Smoothies
- Mit allem Wissenswerten über vier unserer besten Wildkräuter – die Brennessel, den Löwenzahn, den Bärlauch und den Spitzwegerich
- Mit Detoxprogramm der Extraklasse – entlasten Sie Leber, Darm und Nieren und verwöhnen Sie sich mit Basenbaden, Leberwickeln und wirksamen Energieübungen
- Das bringt frische Ausstrahlung, gute Laune, reine Haut und ein paar Pfunde weniger – und ist die beste Vorbeugung für Ihre Gesundheit.